艾儒棣

川派中医药名家系列丛书

艾 华 陈明岭 主编

全国百佳图书出版单位

中国中医药出版社

·北京·

图书在版编目（CIP）数据

川派中医药名家系列丛书. 艾儒棣 / 艾华，陈明岭
主编 . —北京：中国中医药出版社，2021.11
ISBN 978-7-5132-6634-5

Ⅰ . ①川… Ⅱ . ①艾… ②陈… Ⅲ . ①艾儒棣—生平
事迹②中医临床—经验—中国—现代 Ⅳ . ① K826.2
② R249.7

中国版本图书馆 CIP 数据核字（2021）第 003889 号

中国中医药出版社出版

北京经济技术开发区科创十三街 31 号院二区 8 号楼
邮政编码　100176
传真　010-64405721
廊坊市祥丰印刷有限公司印刷
各地新华书店经销

开本 710×1000　1/16　印张 10.5　彩插 0.5　字数 175 千字
2021 年 11 月第 1 版　2021 年 11 月第 1 次印刷
书号　ISBN 978 – 7 – 5132 – 6634 – 5

定价　49.00 元
网址　www.cptcm.com

服 务 热 线　010-64405510
购 书 热 线　010-89535836
维 权 打 假　010-64405753

微信服务号　zgzyycbs
微商城网址　https://kdt.im/LIdUGr
官 方 微 博　http://e.weibo.com/cptcm
天猫旗舰店网址　https://zgzyycbs.tmall.com

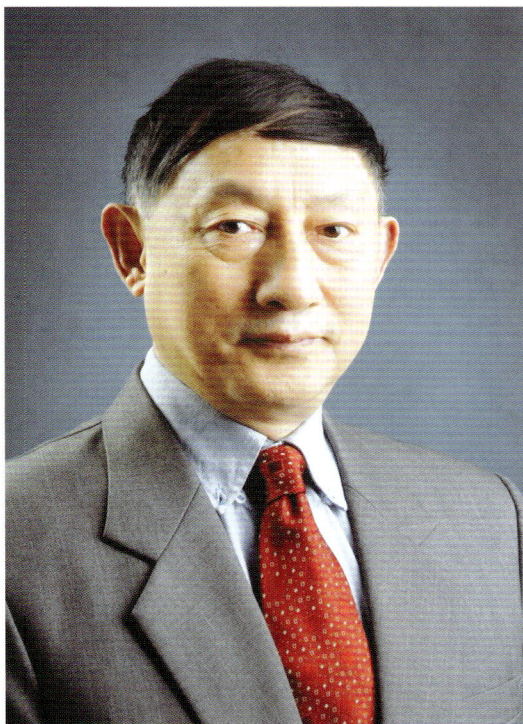

艾儒棣近照

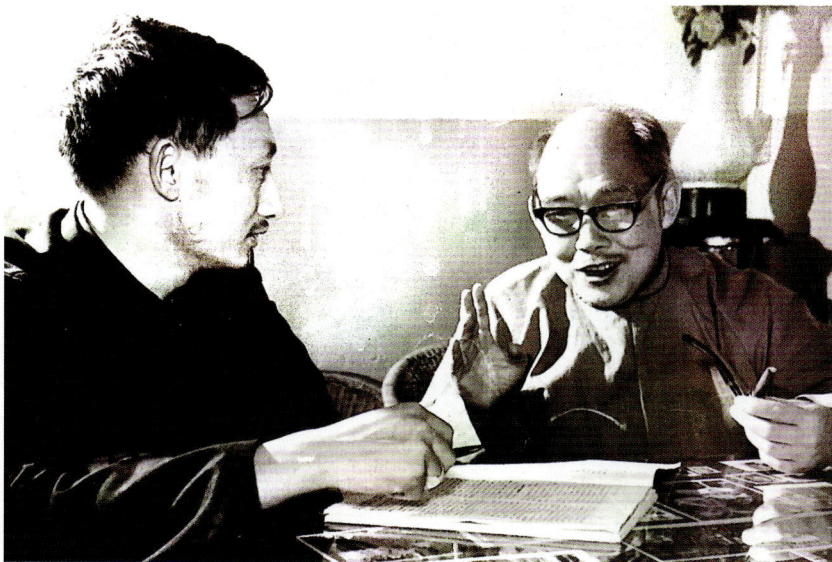

艾儒棣（左）与老师文琢之（右）合影

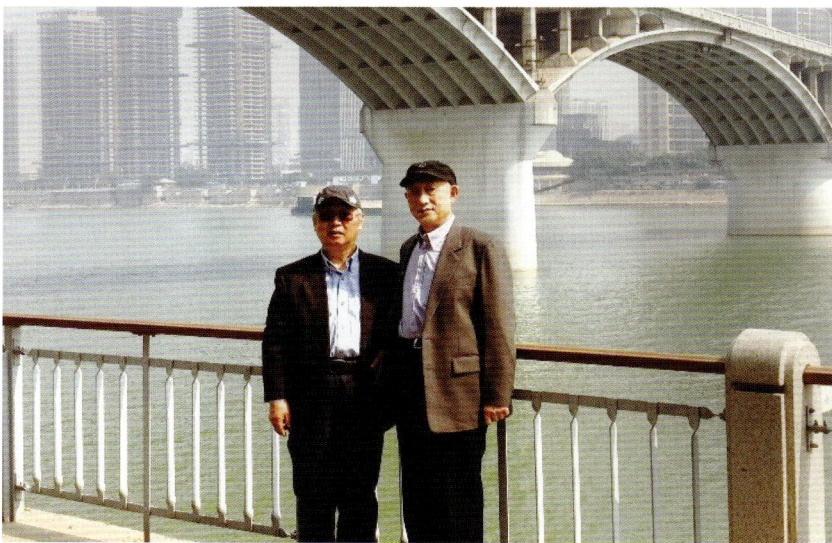

艾儒棣（右）与徐宜厚（左）合影

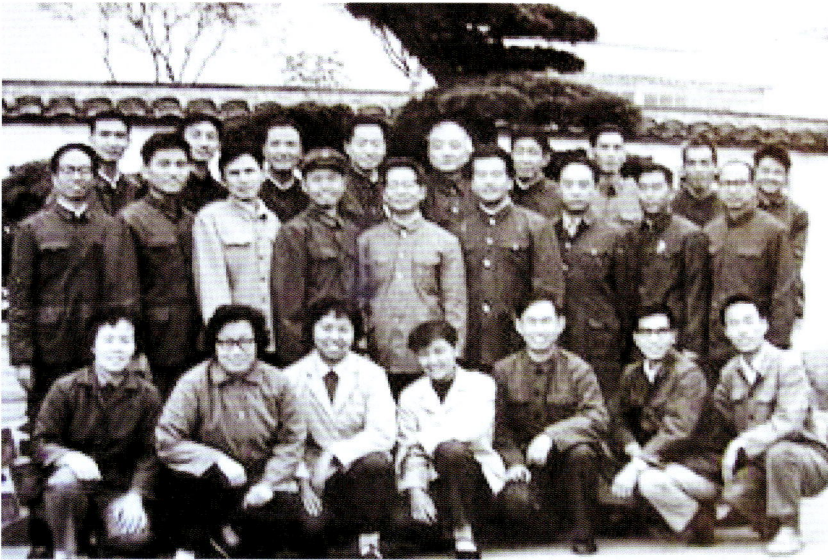

艾儒棣（后排左二）参加全国首届外科师资班学习

[1980年8月～1981年2月于上海中医学院（现上海中医药大学 ）]

艾儒棣处方

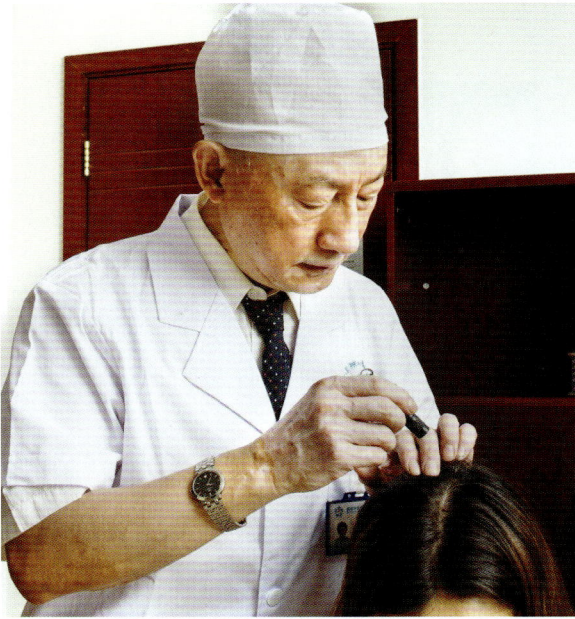

艾儒棣临证

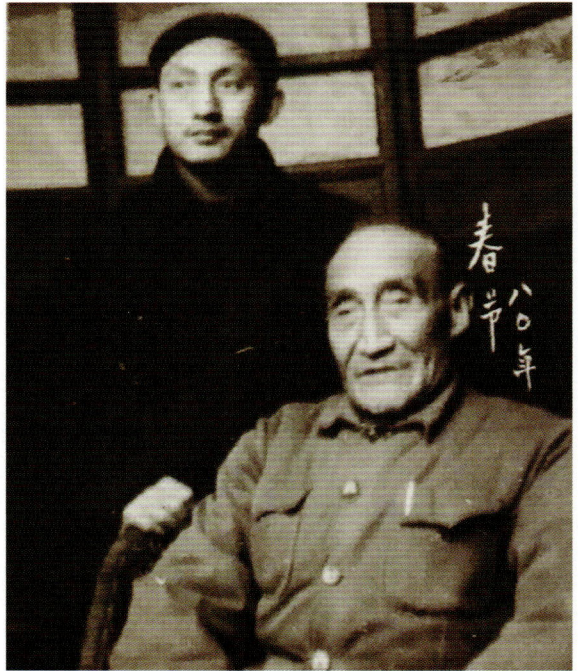

艾儒棣（左）与罗禹田（右）合影

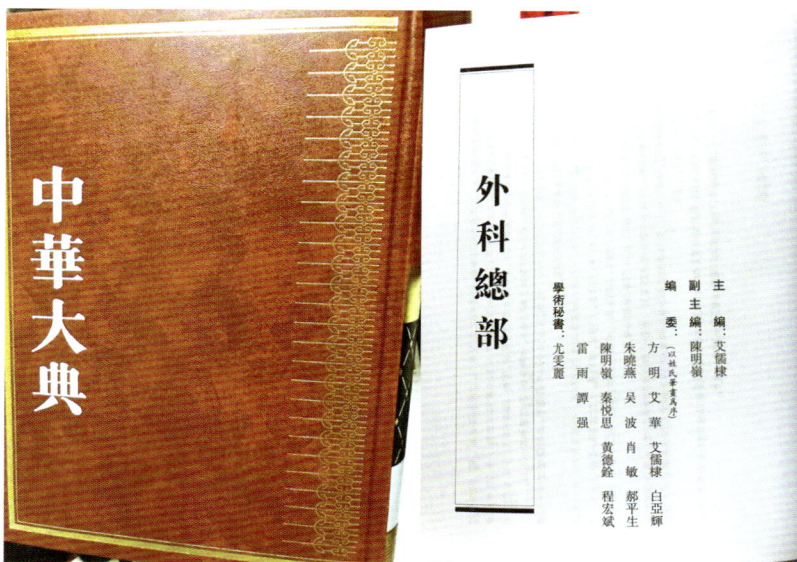

艾儒棣主编的《中华大典·医学分典·外科总部》

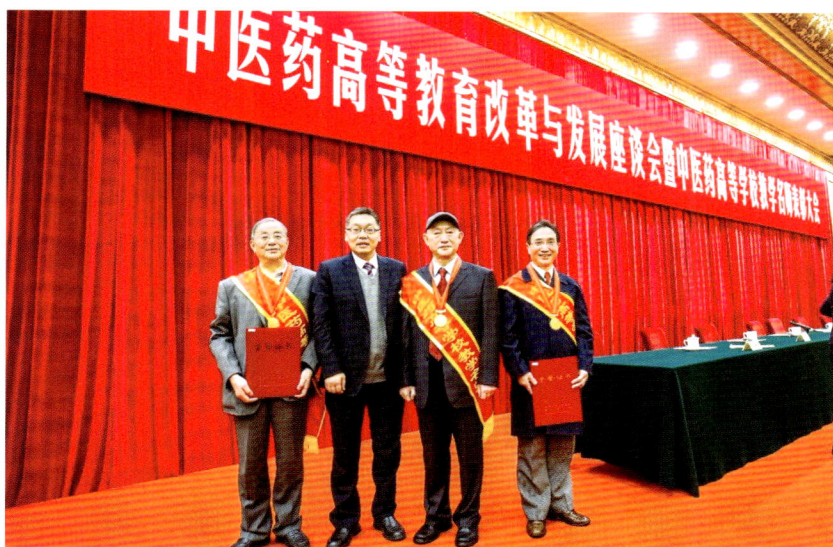

艾儒棣（右二）在"中医药高等教育改革与发展座谈会暨中医药高等
学校教学名师表彰大会"上

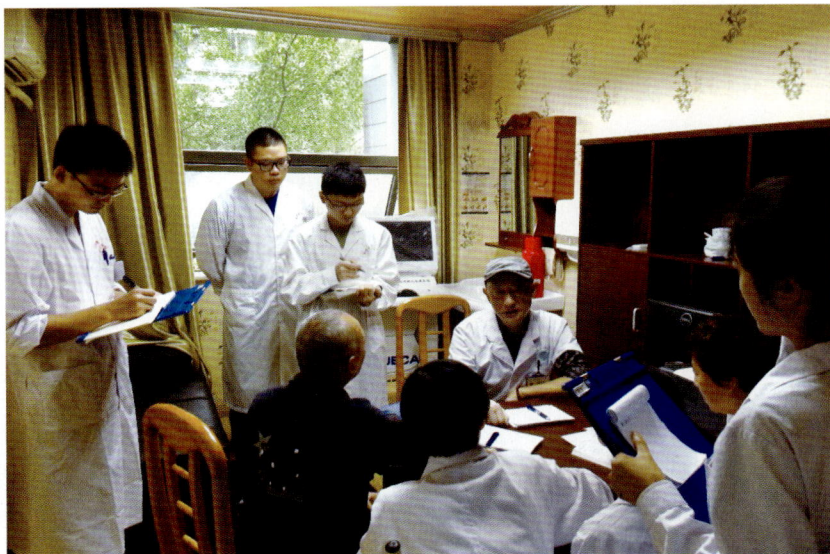

艾儒棣临床带教

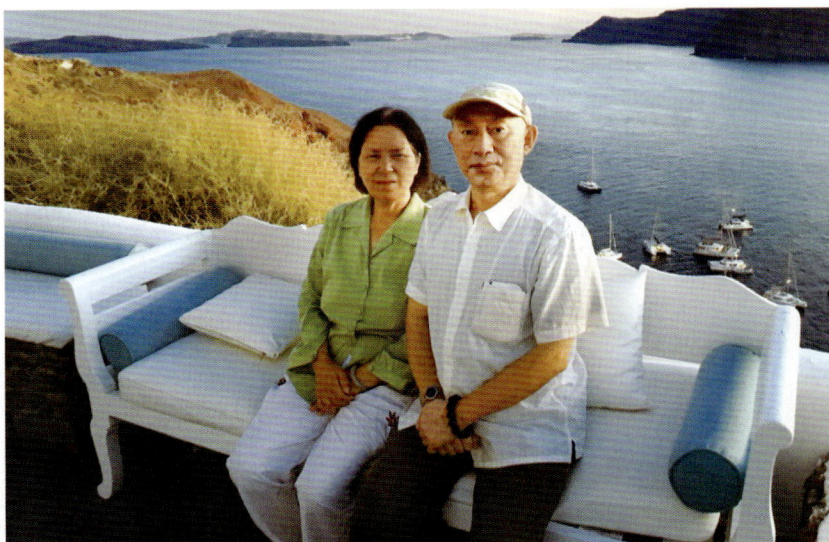

艾儒棣与妻子蒋祖明合影

总序————————加强文化建设，唱响川派中医

四川，雄踞我国西南，古称巴蜀。成都平原自古就有天府之国的美誉，天府之土，沃野千里，物华天宝，人杰地灵。

四川号称"中医之乡""中药之库"，巴蜀自古出名医、产中药。据历史文献记载，从汉代至清代，见诸文献记载的四川医家有 1000 余人，川派中医药影响医坛 2000 多年，历久弥新；川产道地药材享誉国内外，业内素有"无川（药）不成方"的赞誉。

医派纷呈　源远流长

经过特殊的自然、社会、文化的长期浸润和积淀，四川历代名医辈出，学术繁荣，医派纷呈，源远流长。

汉代以涪翁、程高、郭玉为代表的四川医家，奠定了古蜀针灸学派。郭玉为涪翁弟子，曾任汉代太医丞。涪翁为四川绵阳人，曾撰著《针经》，开巴蜀针灸先河，影响深远。1993 年，在四川绵阳双包山汉墓出土了最早的汉代针灸经脉漆人；2013 年，在成都老官山汉墓再次出土了汉代针灸漆人和 920 支医简，带有"心""肺"等线刻小字的人体经穴髹漆人像是我国考古史上的首次发现，应是我

国迄今发现的最早、最完整的经穴人体医学模型，其精美程度令人咋舌！这又一次证明了针灸学派在巴蜀有悠久的历史，影响深远。

四川山清水秀，名山大川遍布。道教的发祥地青城山、鹤鸣山就坐落在成都市。青城山、鹤鸣山是中国的道教名山，也是中国道教的发源地之一，自东汉以来历经近2000年，不仅传授道家的思想，道医的学术思想也因此启蒙产生。道家注重炼丹和养生，历代蜀医多受影响，一些道家也兼行医术，如晋代蜀医李常在、李八百，宋代皇甫坦，以及明代著名医家韩懋（号飞霞道人）等，可见丹道医学在四川影响之深远。

川人好美食，以麻、辣、鲜、香为特色的川菜享誉国内外。川人性喜自在休闲，养生学派也因此产生。长寿之神——彭祖，号称活了800岁，相传他经历了尧、舜、夏、商诸朝，据《华阳国志》载，"彭祖本生蜀""彭祖家其彭蒙"，由此推断，彭祖不但家在彭山，而且他晚年也落叶归根于此，死后葬于彭祖山。彭祖山坐落在眉山市彭山县。彭祖的长寿经验在于注意养生锻炼，他是我国气功的创始人，其健身法被后人写成"彭祖导引法"。他善烹饪之术，创制的"雉羹之道"被誉为"天下第一羹"，屈原在《楚辞·天问》中写道："彭铿斟雉，帝何飨？受寿永多，夫何久长？"这也反映了彭祖在推动我国饮食养生方面做出了重要贡献。五代至北宋初年，四川安岳人陈希夷，为著名的道教学者，著有《指玄篇》《胎息诀》《观空篇》《阴真君还丹歌注》等。他注重养生，强调内丹修炼法，将黄老的清静无为思想、道教修炼方术和儒家修养、佛教禅观会归一流，被后世尊称为"睡仙""陈抟老祖"。现安岳县有保存完整的明代陈抟墓，以及陈抟的《自赞铭》，这是全国独有的实物。

四川医家自古就重视中医脉学，成都老官山汉墓出土的汉代医简中就有《五色脉诊》（原有书名）一书，其余几部医简经初步整理暂定名为《敝昔医论》《脉死候》《六十病方》《病源》《经脉书》《诸病症候》《脉数》等。经学者初步考证推断这极有可能为扁鹊学派已经亡佚的经典书籍。扁鹊是脉学的倡导者，而此次出土的医书中脉学内容占有重要地位，一起出土的还有用于经脉教学的人体模型。唐代杜光庭著有脉学专著《玉函经》3卷，后世王鸿骥的《脉诀采真》、廖平的《脉学辑要评》、许宗正的《脉学启蒙》、张骥的《三世脉法》等，均为脉诊的发展做出了贡献。

昝殷，唐代四川成都人。昝氏精通医理，通晓药物学，擅长妇产科。唐大中年间，他将前人有关经、带、胎、产及产后诸症的经验效方及自己临证验方共378首，编成《经效产宝》3卷，是我国最早的妇产科专著。该书与北宋时期著名妇产科专家杨康侯（四川青神县人）编著的《十产论》等一批妇产科专论一起奠定了巴蜀妇产学派的基石。

宋代，以四川成都人唐慎微为代表撰著的《经史证类备急本草》，集宋代本草之大成，促进了本草学派的发展。宋代是巴蜀本草学派的繁荣发展时期，陈承的《重广补注神农本草并图经》，孟昶、韩保昇的《蜀本草》等，丰富、发展了本草学说，明代李时珍的《本草纲目》正是在此基础上产生的。

宋代也是巴蜀医家学术发展最活跃的时期。四川成都人、著名医家史崧献出了家藏的《灵枢》，校正并音释，名为《黄帝素问灵枢经》，由朝廷刊印颁行，为中医学发展做出了不可估量的贡献，可以说，没有史崧的奉献就没有完整的《黄帝内经》。虞庶撰著的《难经注》、杨康侯的《难经续演》，为医经学派的发展奠定了基础。

史堪，四川眉山人，为宋代政和年间进士，官至郡守，是宋代士人从医的代表人物之一，与当时的名医许叔微齐名，其著作《史载之方》为宋代重要的名家方书之一。同为四川眉山人的宋代大文豪苏东坡，也有《苏沈内翰良方》（又名《苏沈良方》）传世，是宋人根据苏轼所撰《苏学士方》和沈括所撰《良方》合编而成的中医方书。上述著作加之明代韩懋的《韩氏医通》等方书，一起成为巴蜀医方学派的代表。

四川盛产中药，川产道地药材久负盛名。以回阳救逆、破阴除寒的附子为代表的川产道地药材，既为中医治病提供了优良的药材，也孕育了以附子温阳为大法的扶阳学派。清末四川邛崃人郑钦安提出了中医扶阳理论，他的《医理真传》

《医法圆通》《伤寒恒论》为奠基之作，开创了以运用附、姜、桂为重点药物的温阳学派。

清代西学东渐，受西学影响，中西汇通学说开始萌芽。四川成都人唐宗海以敏锐的目光捕捉西学之长，融汇中西，撰著了《血证论》《医经精义》《本草问答》《金匮要略浅注补正》《伤寒论浅注补正》，后人汇为《中西汇通医书五种》，成为"中西汇通"的第一种著作，这也是后来人们将主张中西医兼容思想的医家称为"中西医汇通派"的由来。

名医辈出　学术繁荣

中华人民共和国成立后，历经沧桑的中医药受到党和国家的高度重视，在教育、医疗、科研等方面齐头并进，一大批中医药大家焕发青春，在各自的领域里大显神通，中医药事业欣欣向荣。

四川中医教育的奠基人——李斯炽先生，在 1936 年创立了"中央国医馆四川分馆医学院"，简称"四川国医学院"。该院为国家批准的办学机构，虽属民办但带有官方性质。四川国医学院也是成都中医学院（现成都中医药大学）的前身，当时会集了一大批中医药的仁人志士，如内科专家李斯炽、伤寒专家邓绍先、中药专家凌一揆等，还有何伯勋、杨白鹿、易上达、王景虞、周禹锡、肖达因等一大批蜀中名医，可谓群贤毕集，盛极一时。该学院共招生 13 期，培养高等中医药人才 1000 余人，这些人后来大多数都成了中华人民共和国成立后的中医药界领军人物，成为四川中医药发展的功臣。

1955 年国家在北京成立了中医研究院，1956 年在全国西、北、东、南各建立了一所中医学院，即成都中医学院、北京中医学院、上海中医学院、广州中医学院。成都中医学院第一任院长由周恩来总理亲自任命。李斯炽先生继创办四川国医学院之后又成为成都中医学院的第一任院长。成都中医学院成立后，在原国医学院的基础上，又会集了一大批有造诣的专家学者，如内科专家彭履祥、冉品珍、彭宪章、傅灿冰、陆干甫；伤寒专家戴佛延；医经专家吴棹仙、李克光、郭仲夫；中药专家雷载权、徐楚江；妇科专家卓雨农、曾敬光、唐伯渊、王祚久、王渭川；温病专家宋鹭冰；外科专家文琢之；骨科、外科专家罗禹田；眼科专家陈达夫、刘松元；方剂专家陈潮祖；医古文专家郑孝昌；儿科专家胡伯安、曾应台、肖正安、吴康衡；针灸专家余仲权、薛鉴明、李仲愚、蒲湘澄、关吉多、杨介宾；医史专家孔健民、李介民；中医发展战略专家侯占元等，真可谓人才济济，群星灿烂。

北京成立中医高等院校、科研院所后，为了充实首都中医药人才的力量，四川一大批中医名家进驻北京，为国家中医药的发展做出了巨大贡献，也展现了四川中医的风采！如蒲辅周、任应秋、王文鼎、王朴城、王伯岳、冉雪峰、杜自明、李重人、叶清心、龚志贤、方药中、沈仲圭等，各有精专，影响广泛，功勋卓著。

北京四大名医之首的萧龙友先生，为四川三台人，是中医界最早的学部委员（院士，1955年）、中央文史馆馆员（1951年），集医道、文史、书法、收藏等于一身，是中医界难得的全才！其厚重的人文功底、精湛的医术、精美的书法、高尚的品德，可谓"厚德载物"的典范。2010年9月9日，萧龙友先生诞辰140周年、逝世50周年，故宫博物院在北京隆重举办了"萧龙友先生捐赠文物精品展"，以缅怀先生，并表彰先生的收藏鉴赏水平和拳拳爱国情怀。萧龙友先生是一代举子、一代儒医，精通文史，书法绝伦，是中国近代史上中医界的泰斗、国学家、教育家、临床大家，是四川的骄傲，也是吾辈的楷模！

追源溯流　振兴川派

时光飞转，掐指一算，我自1974年赤脚医生的"红医班"始，到1977年大学学习、留校任教、临床实践、跟师学习、中医管理，入中医医道已40余年，真可谓弹指一挥间。俗曰：四十而不惑。在中医医道的学习、实践、历练、管理、推进中，我常常心怀感激，心存敬仰，常有激情和冲动，其中最想做的一件事就是将这些中医药实践的伟大先驱者，用笔记录下来，为他们树碑立传、歌功颂德！缅怀中医先辈的丰功伟绩，分享他们的学术成果，继承不泥古，发扬不离宗，认祖归宗，又学有源头，师古不泥，薪火相传，使中医药源远流长，代代相传，永续发展。

今天，时机已经成熟，四川省中医药管理局组织专家学者，编著了大型中医专著《川派中医药源流与发展》，横跨近2000年的历史，梳理中医药历史人物、著作，以四川籍（或主要在四川业医）有影响的历史医家和著作为线索，厘清历史源流和传承脉络，突出地方中医药学术特点，认祖归宗，发扬传统，正本清源，继承创新，唱响川派中医药。其中，"医道溯源"是以清代以前的川籍或在川行医的中医药历史人物为线索，介绍医家的医学成就和学术精华，作为各学科发展的学术源头。"医派流芳"是以近现代著名医家为代表，重在学术流派的传承与发展，厘清流派源流，一脉相承，代代相传，源远流长。

我们在此基础上，还编著了"川派中医药名家系列丛书"，汇集了一大批近现代四川中医药名家，遴选他们的后人、学生等整理其临床经验、学术思想，编辑成册。丛书拟选择100人，这是一批四川中医药的代表人物，也是难得的宝贵文化遗产。今天，经过大家的齐心协力终于得以付梓。在此，对为本系列书籍付出心血的各位作者、出版社编辑人员一并致谢！

由于历史久远，加之编撰者学识水平有限，书中罅、漏、舛、谬在所难免，敬望各位同人、学者，提出宝贵意见，以便再版时修订提高。

中华中医药学会　副会长

四川省中医药学会　会　长

四川省中医药管理局　原局长　　杨殿兴

成都中医药大学　教授、博士生导师

2015年春于蓉城雅兴轩

编写说明

中医药是中华文化的瑰宝，中医外科具有鲜明的中医诊治疾病特色。

皮肤科素来是医院中的"小科室"，但众所周知，皮肤病病种纷繁复杂。当前化学药物治疗皮肤病容易出现诸如过敏、依赖、感染、频繁复发等不良反应。

艾儒棣师从蜀中名医文琢之老先生，治学严谨，教书育人，行医济世，为当代中医外科名家。艾老从医近五十载，勤于临床，广播岐黄之道，治病立论处方无不基于《黄帝内经》《伤寒论》《温病条辨》《外科正宗》《外科全生集》《疡科心得集》等外科经典书籍中的思想。

恰逢四川省中医药管理局在四川省人民政府支持下为四川省若干名医出版经验集，艾老在名单中，故邀请艾老将其经验辑成书与同道共享。本书遵循艾老的学术观点，遴选其主要的学术思想、经典案例、常用方药及特色疗法等方面内容编辑成册。然整体观念与辨证施治是中医的特色，某一病并非只有一方可医，而某一方也并非只可医一病。望同道活用之！

编者才疏学浅，唯恐学艺不精，不能深刻体会艾老学术思想，编写中难免有不足之处，望同道提出宝贵意见，以便再版时修订提高。

《艾儒棣》编委会
2021 年 8 月

目　录

生平简介

艾儒棣（1944—），男，生于重庆，成都中医药大学教授、主任中医师、博士研究生导师。从事临床、教学、科研工作50年，积累了丰富的理论知识和临床经验，培养了大批中医事业的接班人，为减轻病人痛苦和挽救病人的生命做出了很大的贡献。

艾老生于普通市民家庭，兄弟姐妹五人，他排行第三，家境贫寒，勉强度日。艾老无钱买鞋，每日赤脚奔走十五里路往返学校，因学习成绩优秀，多次荣获奖学金。暑期勤工俭学，在长江、嘉陵江畔做挑工、清洁工，在翻砂车间做筛砂工等换取学费。

艾老自小看到父亲常年遭受病痛折磨，四处寻医无果，最终撒手人寰，在他心灵深处留下了深深的伤痛；加之其曾外祖父是当地名医，儿时也常常听长辈提及其行医事迹，令艾老自幼立志学医。父亲重病时，家里百计不可施，生活无着，故艾老无奈辍学；后艾老在其外祖父帮助下得以继续上学。高中毕业后，艾老实现了自小所立志向，以优异的成绩考入成都中医学院医学系中医专业。

时逢20世纪中叶，医学领域西学东渐之风正盛，又遇十年"文化大革命"，古老的中华文化瑰宝——中医药学受到极其不公正的待遇，许多仁人志士为争取中医药的合法地位而不懈奋争。老一辈专家个个身怀绝技，在振兴中医药方面做出了很好的榜样，如李斯炽教授、凌一揆教授、文琢之教授、罗禹田教授、陈达夫教授、李克光教授、李仲愚教授、宋鹭冰教授、胡伯安教授、杜琼书教授、冉品珍教授、杨天鹏教授、王渭川教授等，以及老革命战士常耀伍院长、侯占元院长等热爱中医药事业如自己的生命，为中医药事业鼓与呼，使振兴中医在四川省打响了"第一炮"，开全国之先河！年轻一代在老中医的鼓励下也坚守在临床和教学第一线，培养了大批的中医药事业接班人，同时在传承工作中不懈努力，使中医药事业后继有人。

入校后，艾老得多位中医大家耳提面命，获益匪浅，如凌一揆教授讲授中药学、邓绍先教授讲授《伤寒论》、李克光教授讲授诊断学、邱明阳教授讲授《内经》等。艾老曾跟随成都中医学院（现成都中医药大学）首任院长李斯炽教授临床见习，陪同陈源生老师到李斯炽院长家中拜访，向李院长请教疑难问题；因陈源生老师当面引见而认识吴棹仙教授，遇学习中的难题也常常到吴老家请教，吴老总是耐心教导解释。"使我终身受益，不敢忘师恩教诲。"艾老经常回忆道。他跟随川中名医冉品珍教授等应诊，对于临床所遇到的问题一方面向老师讨教，另一方面与所学医理互相印证，往往为领悟一点要义而欣喜不已。艾老由于早年求学道路坎坷，自认基础薄弱，常常看到好的书和文章都要抄写，以加深理解和记忆。直到今日家中还存有几大本抄书笔记和厚厚一叠读书卡片。通过多读书、多实践、多询问、多思考、多总结，他慢慢地走进了中医之门。

1970 年艾老毕业留校后分配到外科工作，因为附属医院和学院医学系合并，所以教学和临床工作都必须参加。艾老先在中药加工房做炮制工作半年，受到老药工的帮助并被传授了宝贵的经验，对中药的认识更有体会。艾老担任住院医师期间不断加强学习西医知识，一有机会就参加各种手术，积极向老师们学习，尤其是当年华西医科大学的老师，如外科肖陆伽教授、庄贻信教授、陈佩珍教授及泌尿科田教授等，从点点滴滴中学习到不少宝贵经验。后又赴重庆医学院附属一医院普外科进修，掌握了胃大部切除术、胆囊切除术、甲状腺摘除术、肠切除、脾切除等常见病的手术治疗方法，为今后中医治疗外科病症拓展思路打下了重要基础。除此之外，艾老还利用休息时间向老中医学习，如随妇科名家王渭川应诊，对王老治疗月经病、带下病、不孕症、红斑狼疮等疾病的经验体会颇深。同时，还向妇科名医王祚久学习月经病、带下病、不孕症的治疗经验，至今，临床也常常应用，疗效很好。1976 年在校人事部门的主持下与文琢之教授、罗禹田教授签约成为入室弟子，规定以总结经验出版著作作为结业的标准。艾老利用业余时间跟老师学习，每周一、三、五跟文老，二、四、六跟罗老，不分寒暑，细心领会，同时学习膏丹丸散的制作绝技。其整理的代表著作包括《文琢之中医外科经验论集》《中医外科临症集要》。多年下来，艾老已经对红斑狼疮、疮疡、皮肤病、慢性溃疡、乳腺增生等疾病有了自己的独特见解，在教书育人和临床上受到好评，因研究消核片治疗乳腺增生获得四川省人民政府重大科研四等奖，于 1987 年破格晋升为副教授。

艾老常常教导学生："医者仁术，为人民服务，怀仁厚德，廉洁淳良，求真务实，博学笃行。"作为行医五十年的老中医，一说起中医学就滔滔不绝，他深深体会到中医学的博大精深。现在社会上出现了很多打着中医旗号招摇撞骗的伪中医、伪大师，对此他深恶痛绝。他说："如果不能向老百姓传播科学的中医学知识，这种骗人的伪科学就会在百姓中大行其道。"正因为他心里装的不是他自己，而是芸芸众生，所以他才会有这样强烈的社会责任感，以传播科学的中医养生知识为己任。尽管工作很忙，但他还是会抽出时间四处做讲座、著书立说，不遗余力地传播中医科学思想。在他从医的这些年里，他所培养的学生、学徒、进修医生就达 400 多位，他以自己精湛的医术、高尚的品德和人格魅力赢得了病人和同行的衷心爱戴和敬重。

艾老守医德，重技术，以喻昌《医门法律》之"医，仁术也。仁人君子，必笃于情。笃于情则视人犹己，问其所苦，自无不到处"为训，全心全意为病人着想，为病人服务。看诊时与病人的交谈更是幽默风趣，无形中缓解了病人的压力，令人如沐春风。有的病人皮肤溃烂，他不避脏臭地为之换药；有的病人因病难愈，性情急躁、自暴自弃，他就耐心地给予开导安抚。在繁忙的看诊工作之时，他还不厌其烦地给每位病人讲述饮食宜忌、养生保健、防治疾患的知识，每每苦口婆心，讲至唇干舌燥。每次随艾老应诊，他总是被络绎不绝的求诊病人和家属里三层外三层地包围着。"艾老是最敬业的医生了，每天下午不到 6 点钟是不可能见他下班的。"加号的病人说。艾老淡淡地笑了笑说："时间对于我和病人来说都是特别宝贵的，特别是一些路远的病人，我总不能让人家大老远地赶到医院，好不容易挂了号，等排到队医院又下班了，那岂不是耽误了他们的就诊时间。"学生们称他为"大爱医魂"。他也被同行称为"一脑子中医绝活，满肚子临床经验"，更被病人誉为"两袖清风，华佗再世"。病人邓某送了一锦旗，上书"中华精髓，一代宗师"，至今仍挂在病房墙上。

在中医外科、皮肤科传承方面艾老做了很多工作，在抢救濒临失传的外科绝技方面做出了重大的贡献。在长期的中医药传承与发扬事业的道路上，川派中医外科学术逐渐形成。为了使中医外科的炼丹绝技不至于失传，早在 1978 年艾老即开始进行炼丹教学的摸索。最初是在文琢之老先生的住所开展实验，先使用青杠木烧炭炼丹，因火力不均匀而产量不高。后在与文琢之老先生实验的基础上，艾老改成焦炭炼制，火力均匀，并通过不断重复掌握了一套调节火力的方法。其后，在艾老的努力争取之下，炼丹实验室搬至成都中医学院（位于成都西郊的温江和盛镇）。为了节省费用，艾老亲自运泥砌灶，制作炼丹设备，其间艰辛难以用言语表述。炼丹实验室建立之后，每逢周六下班后，艾老和其他老师即坐公交车赶赴和盛镇，进行课前准备工作，晚上就寝于附近小旅舍。第二天一早，学生坐校车前来，开始一整天的炼丹课程，主要包括如三仙丹、白降丹、七星丹、黑膏药等的制作技术。就这样艾老苦心孤诣，坚持实验、授课 15 年之久。艾老所开设的炼丹课程是成都中医药大学深受学生欢迎的特色课程之一，至今仍然是国内中医药院校少有的，使濒临失传的中医外科绝技得以薪火相传。

《礼记·学记》曰："是故学然后知不足，教然后知困。知不足然后能自反也，知困然后能自强也。故曰教学相长也。"艾老五十年来任劳任怨地工作在教学第一线，以身作则，治学严谨，在学术领域积极进取，不断主动地向全国兄弟院校同行专家学习，孜孜不倦，提出了"先修身后学艺，即先学会做人，而后才能做好事。勤学苦练万事皆可为。当老师教出的学生超过自己是人生最大的成就，当医生治好难治之病是最大的乐趣，人生就应该像蜡烛始终给别人送去光明"的治学格言。他不但教会学生如何读书、科研，更教导学生如何做人，因此在平时的教学中处处抓住素质培养，既教了书又育了人。他要求学生对自身修炼诚如大医孙思邈所言：医者心存仁厚，爱惜生命，遇危急重病不得瞻前顾后，必用毕生所学以济危急，终身不移；又引用清·汪宏《望诊遵经》所说"医之为道，至精至微，明辨而行之，则可济众，冒昧而施之，适足以杀人"与学生共勉。艾老培养硕士研究生 80 人，博士研究生 18 人，分布于国内各中医药大学及各地省、市院校与医院，许多人已是现今国内中医外科行业的骨干和中坚力量。艾老担任教研室主任期间，带领全科人员在校院领导支持下创办本科中医外科专业。经过多年的发展壮大，学校的中医外科学已日趋成熟，2002 年增博士授位点，2004 年成为四川省重点学科，2006 年又成为四川省精品课程，始终坚持突出传统中医文化的发掘、继承。

结合医学生培养的特点，艾老注重学生的实践教学，坚持培养学生要"早临床、多临床、反复临床"。他采取课间见习、三级教学查房、小讲课、典型病案讨论、专题实习等多种形式，开阔学生的视野，增强学生的动手能力。同时，艾老重视学生临床能力和人文素质教育的共同培养，在教学实践中，利用一切手段，潜移默化地加强学生的人文素质教育。教会学生如何做人和进行医患交流，树立良好的医德医风，切实做到"一切为了病人，为了病人的一切"，受到了各届学生的爱戴。2005年因负责研究中医外科学的教学改革获四川省人民政府教学成果奖三等奖；2005年11月因"三下乡"被评为四川省优秀指导教师；2009年，艾老被评为四川省高校教学名师；2012年起担任全国老中医药专家学术经验继承工作指导老师。2016年获"首届中医药高等院校教学名师奖"称号。

此外，艾老对学生关怀爱护备至。如20世纪90年代有一研究生在读期间，她丈夫的肝病加重，家庭经济困难，她几欲辍学。艾老得知此事后，组织科室同人、朋友熟人捐款送药计数千元，不仅帮助该生渡过难关，也令她如期完成学业，现已成为北京某中医医院皮肤科副主任医师。又有一学生在校期间患银屑病，因学习紧张且生活拮据而迟迟不予治疗，从而病情逐渐加重。艾老不仅替学生诊病送药，还对该学生的生活加以照顾，经常送去营养品及水果，直至疾病痊愈。2008年汶川大地震后，艾老有一硕士研究生家中不幸遭遇灾害，生活困难。艾老知晓后主动将医院所发的职工饭卡赠予该生，解决了学生的温饱，直到两年后该生毕业。因此，艾老一直深受学生们的爱戴，在学生心目中，艾老不仅是传道授业的恩师，而且更是一位和蔼可亲的长辈。

艾老时常鼓励学生自觉学习中医，自律自强，并出资支持学生成立"研习堂"，取"研究中医之学术，习治病救人之道"之意。每周举行一次讨论会，组织学生发言；每个月组织一次演讲会，或学生主讲，或延请老师主讲，每次活动前均出宣传海报，每年均刊出论文选集，发送至国内外中医学术团体及中医爱好者。在校内，激发学生热爱中医的学习热忱，形成了良好的学习氛围；在校外产生了极大的反响。

"天行健，君子以自强不息。"艾老由一名贫苦的农家孩子，历经磨难，锲而不舍，经数十载不懈努力而成为川派中医外科流派的承上启下、集大成者，他严谨的治学、精湛的医技及高尚的医德，无不激励着后学弟子奋发上进。直至今日，艾老仍在医学道路上不断探索、不断进取，用仁心仁术为病人带来福音，用渊博学识为学生指点迷津。艾老以无比之热忱，坚定之信念，为中医事业无私奉献，正如他所言"继承不泥古，发扬不离宗"，这就是最恰当的写照！

艾老以无比之热忱，坚定之信念，为中医事业无私奉献，"医之大者"当之无愧！

川派中医药名家系列丛书

临床经验

艾儒棣

一、对红斑狼疮的认识和治验

1. 发皇古义融汇新知，从肾入手治疗狼疮

系统性红斑狼疮（简称 SLE）是一种多脏器受损害的自身免疫性疾病，在中医古籍中尚未发现恰当的病名来概括本病的全过程，其症状记载部分散见于如"温毒发斑""水肿""痹证""阴阳毒"等病症之中。艾老强调此病的诊断应辨病与辨证相结合，辨病是为了明确诊断，更好地把握疾病的总体发展规律，不致误诊误治。辨证是为了把握疾病发展全过程各个不同阶段的特征，辨证用药，提高疗效。治疗上采取中西医联合用药，暴发或急性发作阶段采用激素迅速缓解病情，对控制病情极有必要，缓解期可给予维持量激素和加强中医药治疗。在病因病机方面，艾老除了从五行相生相克来理解外，从脏腑理论看还认为本病的病因病机特点是先天禀赋不足，肾阴亏损，后因七情失调或日晒、劳累诱发，病后再加上长期大量运用激素，可致水、糖、盐、电解质、脂肪代谢紊乱，两者相互影响，极易出现气阴两虚或阴虚火旺之证。因此他认为气阴两虚、阴虚火旺是贯穿此病始终的一个基本特点，只是在疾病的不同阶段兼夹了热毒、水湿等症状。急性期以犀角地黄汤合化斑汤加减，以奏清热解毒、凉血化斑之效；缓解期用文老经验方首乌地黄汤（制首乌、生地黄、山药、山萸肉、牡丹皮、泽泻、茯苓、丹参、刺蒺藜、紫草、地骨皮、炒酸枣仁、夏枯草、女贞子、旱莲草），以收养阴解毒、补肾健脾、保肺宁心之功。艾老认为药物的选择固然重要，但关键要把握住疾病的病机，才不至于犯方向性错误，曾用中医药辨证治疗 60 例 SLE 总结如下：①帮助激素较快撤减，减轻激素的副作用，减少或防止激素撤减过程所致的病情反跳。②保护脏腑，防止病邪内传。③调整机体的免疫力，重建平衡，防止或减少复发。实践证明，中西医结合治 SLE 较单用中药或西药效果都好许多，因单用中药急性期病情不易控制，容易造成内脏损害，进而危及生命；单用西药毒副作用严重，内脏损害也不可阻止，并且西药的使用量加大、使用期限明显延长，尤其是激素所致的副作用难以避免，中西医合治则可取长补短，较好地解决

了部分问题，但有许多难题仍在不断的探索中。艾老在这方面做了大量的研究工作，并以 SLE 的特异性诊断指标 C_3、C_4、抗 Sm 抗体、抗 ds–DNA 抗体及其他免疫指标作为客观观察的可控指标，进行中西药物的疗效评价，并将临床经验方制成"狼疮颗粒"运用于临床，取得了较好的疗效。2003 年他曾经治疗四川省南充市一 SLE 病人，曾某，女，22 岁，因长时间大量运用激素而致双下肢股骨头缺血坏死，以虎潜丸加减（熟地黄、补骨脂、杜仲、续断、女贞子、山萸肉、泽泻、牡丹皮、鸡血藤、旱莲草、陈皮、黄芪、鹿角胶、猪胫骨一段）治疗，治疗两个月后，诸症减轻，治疗数月后在搀扶下已能行走数步，两年后可以自由行走，2010 年 9 月顺利产下一男婴，一切正常，至今仍在间断服药维持巩固治疗中。另一例病人是重庆市梁平区人，李某，患 SLE 1 年多，1990 年初诊时，由于大量使用激素静脉注射，导致双侧股骨头坏死，亦用上方治疗数月，病情渐渐稳定，生活自理，开设一复印店维持生计，行走正常，随访 26 年病情稳定，亦能正常生活，自食其力。

2. 温补脾肾法治疗狼疮性肾炎有良效

狼疮性肾炎是 SLE 最常见的严重并发症之一，其主要表现为蛋白尿、水肿、腰痛，重者贫血、四肢及面目均肿，血中肌酐、尿素氮升高，并发症较为严重，是 SLE 最常见和最严重的内脏损害，严重者可发展为肾病综合征。中医文献中无本病名称，仅见类似症状的描述，如"阴阳毒""水肿"等名称。从中医角度分析，狼疮性肾炎病人多因先天禀赋不足，或后天肝肾亏虚，或七情过极，劳累过度，生病之后治疗失误，导致阴阳失调，气血失和，邪毒化火，毒邪妄行，内可侵犯脏腑，外出肌表则现关节肿痛、面部蝶形红斑、四肢结节性红斑等多种皮损；若毒邪内攻脏腑，轻则产生咳嗽、心悸等病变，重则可见高热、水肿、腰痛、便血等病变，如继续发展则肾脏损害病变出现，轻则可治，重则成狼疮性肾炎，出现尿蛋白、肌酐、尿素氮升高等症状。日久则肾阳虚，气化失常，摄纳无权，精微物质下泻而漏下为蛋白尿，肾司二便之功能失常，则秽浊之物泻下受阻，废浊毒素上升，形成正虚邪实的病理变化，治疗非常困难。综上所述，狼疮性肾炎是本虚标实，虚实夹杂的复杂性难治性病变，其表现可为热毒炽盛证、肾阴亏损证、气阴两虚证、阴损及阳证等。临证中尤以阴损及阳，脾肾阳虚证多见。狼疮性肾炎治疗的关键是保护内脏，消除尿蛋白。艾老多年的研究表明，温肾健脾不失为消除狼疮性肾炎尿蛋白的有效治法。当然狼疮性肾炎的治疗方法甚多，温补脾肾的治法仅为多种治法之一，在此仅为抛砖引玉。

狼疮性肾炎的慢性期多表现为阴损及阳，脾肾阳虚。由于脾阳虚则水湿不运，土不制水，水湿泛滥则腹胀；脾运失常则纳差，大便稀溏或完谷不化；肾阳虚则水不化气，阳气虚不能摄纳封藏，则精微物质下泻而伤正，肾司二便及通调水道之功能受阻，则毒邪及浊秽之物不能排出体外，淤积于体内，侵犯脏腑，致使脏腑功能失常，从而出现头面全身浮肿、畏寒怕冷、四肢不温、面色苍白、腰膝酸软、夜尿频繁、大便稀溏或完谷不化、易感外邪等症状，严重者可见胸腔积液、腹水、下肢水肿皮亮欲破、举步维艰、大量蛋白尿、脸如满月、项粗背厚、舌质淡胖、脉濡细。此为脾不运化、肾不纳气所致病变，导致脾肾阳虚，精微物质下泻而邪毒蕴结滞留。

治则：温补肾阳，健脾利水。

方剂：桂附地黄丸合真武汤加减。

组成：上桂粉 2g（冲服），制附片 15g（先煎半小时），茯苓 30g，泽泻 15g，山药 30g，山茱萸 10g，牡丹皮 12g，白晒参 15g，干姜 10g，白术 15g，淫羊藿 20g，仙茅 15g。

在临证中根据病情还往往采用如下加减法。

气血两虚甚者加生黄芪 60～100g，鸡血藤 40～60g；尿蛋白 >2.5g/24h 加梓实（俗称"豇豆树"的果实，即梓树的管状果实）15g，金樱子 30g，莲须 30g，以摄精止漏；纳差腹胀者加鸡内金 20g，陈皮 15g，白豆蔻 20g；若有胸腔积液者加葶苈子 10g，白芥子 15g，莱菔子 30g，黄精 30g，椒目 15g；若有腹水脚肿者加大腹皮 15g，生姜皮 15g，茯苓皮 30g，黑丑 3g，益母草 60g；尿中有红细胞者加仙鹤草 30g，藕节 30g，白茅根 30g；易外感者加生黄芪 30g，防风 10g，炒白术 15g；腰膝酸软者加杜仲 20g，怀牛膝 30g，续断 30g；月经少而延后者加圣愈汤（黄芪、党参、当归、川芎、白芍、熟地黄）；若小便多而口渴者加百合 15g，知母 10g，女贞子 30g；若大便稀溏而完谷不化者加砂仁 15g（冲服），炮姜 15g，鸡内金 30g；夜尿频繁者加桑螵蛸 20g，益智仁 20g，金樱子 30g；尿素氮升高、肌酐升高者加六月雪 30g，鸭跖草 30g，玉米须 30g；合并气血两虚者加八珍汤加减；合并气阴两虚者合生脉散加减。

按： 狼疮性肾炎的证型甚多，其中阴虚内热，阴阳两虚者常见，为了便于讨论，这里重点仅对阴损及阳，脾肾阳虚证进行讨论。脾虚生化乏源，气血不充，水湿停滞，甚者水湿泛滥浸及四肢，则令身肿形胖，胸腔积液、腹水令人不得喘息，病人十分痛苦；肾阳虚则化气之功失常，司二便之力下降，封藏乏力则不能藏精故而时时漏下，肾脏空虚，则使五脏受损，精越漏则肾越虚。反之，肾越虚则精越漏，病情越来越重，故温补脾肾使其升清降浊之功恢复，亦使肾阳化气摄精、司二便之功能恢复正常，才能排出邪毒，逐水消肿，精微物质藏之于肾，使脏腑功能恢复正常，则狼疮性肾炎有改善恢复的希望。

3. 狼疮性肾炎治验病案

张某，女，45岁，2014年10月14日初诊。10年前，病人经外院确诊为SLE伴肾病，曾静注地塞米松15mg/d治疗，多次因水肿、间质性肺炎、尿少水肿入某医院，加口服泼尼松30mg/d、利尿剂、消炎药治之，仍周身皆肿，尿蛋白（+++），尿量200～300mL/24h，24小时尿蛋白总量15g。望之面色㿠白浮肿，声音低弱，咳喘不止，平卧不适，纳差且完谷不化，四肢中度水肿。舌淡红，苔黄腻，脉沉细。治则：温补脾肾，利水消肿。用附桂地黄丸合真武汤加黄精20g，椒目10g，白豆蔻10g，4剂。二诊：尿量增至500～800mL/24h，面部浮肿稍减，24小时尿蛋白总量12g，余症同上。舌淡胖有齿痕，苔薄黄，脉沉细。上方加山药、淫羊藿各30g，服药10剂后，纳增，精神好转，尿量增至1200～1400mL/24h，水肿明显减轻，利尿剂已停，泼尼松减为20mg/d。再服1个月后，头面、四肢水肿已消退，尿量保持在1400mL/24h以上。尿蛋白（+）～（++），24小时尿蛋白总量4.5g，仍然在继续治疗中。

按： 狼疮性肾炎对病人的健康影响很大，西医善用激素治疗本病。但病人病至后期不良反应迭出，故艾老提倡中西医结合治疗本病。中药治疗本病重在恢复肾功能，控制狼疮性肾炎的进一步恶化，同时协助激素减量并维持一个基础剂量。本例病人中医辨证属于脾肾阳虚，水湿泛滥之证，选择经典方剂附桂地黄丸合真武汤温阳利水，药简力宏。艾老善用黄精配椒目治疗水湿泛溢之证，黄精补益脾肾，椒目化气行水，两者相配一补一泻相得益彰，且利尿不伤正，养阴不碍湿。

二、对皮肌炎的认识和治验

1. 皮肌炎文献复习

皮肌炎是一种主要累及皮肤及横纹肌的自身免疫性疾病，以亚急性和慢性发病为主，通常包括皮肤、肌肉两方面病变，也可表现为单一病变。任何年龄均可发病，临床表现为对称性肌无力和一定程度的肌萎缩，皮损以眼睑淡紫红色斑疹、水肿为主，可并发肿瘤，以肺部肿瘤为多。临床上可分为多发性肌炎、皮肌炎、合并恶性肿瘤的皮肌炎或多肌炎、儿童皮肌炎或多肌炎、合并其他结缔组织病的皮肌炎或多肌炎、无肌病性皮肌炎等多种。皮肌炎无相应的中医病名，根据其临床特点，属于中医"肌痹""痿证"范畴。目前，西医治疗本病多以糖皮质激素、免疫制剂治疗，但长期服用副作用明显。

中医关于"痹证""痿证"的论述历史较久，内容丰富，对目前本病的中医治疗有一定的指导意义。《素问·长刺节论》谓："病在肌肤，肌肤尽痛，名曰肌痹。"《素问·痹论》曰："风寒湿三气杂至，合而为痹也。"对肌痹的病名、临床表现及成因有了最初的认识。清·李用粹《证治汇补·痹症章》说："虚之所在，邪必凑之。邪入皮肤血脉，轻者易治；留连筋骨，久而不痛不仁者，难治。其不痛不仁者，病久入深，荣卫之行涩，经络时疏，故不痛；皮肤不荣，故不仁。"《类经·十七卷·痿证》提出："痿者，痿弱无力，举动不能也……脾主肌肉，今热蓄于内，则精气耗伤，故肌肉不仁，发为肉痿。"这里的引文都提到正气不足，气血亏虚而成肌肤不仁、痿证。清·张璐《张氏医通·痿痹门》提出："肌痹者，即着痹湿痹也。留而不移，汗出，四肢萎弱，皮肤麻木不仁。"认为本病为湿浊之邪入侵肌表而成痹。可见古代医家对肌痹的认识存在虚、实两面性，气血不足、邪气侵犯是本病重要的发病机理，艾老认为临床特点是本虚标实。

2. 治疗皮肌炎应注重补肾养血

皮肌炎可以损害多个脏腑，是目前较难治疗的免疫性疾病之一。应用糖皮质激素治疗可以缓解病情，但是不能阻止疾病侵犯内脏，进而导致肌力下降，严重者生活不能自理。本病除有皮肤症状外，还有损害多个脏腑的可能，年龄超过 40 岁者继发肿瘤的可能性增加，这是一个发病率逐年增加的疾病，发病年龄也越来越小，引起了广大医务工作者的高度重视。艾老认为，皮肌炎的发生与肝肾两虚密切相关，脾经蓄热外发，病人表现为以皮肤损害色紫红、肿胀、瘙痒，以上眼睑为中心的水肿性紫红斑为主要症状；同时病人还有肌力下降的症状。治疗时除应用凉血解毒，消肿化斑药外，还应当加入养肝肾，补气血的药物，如此可以迅速缓解病情，肌力可以恢复得较快。这样可以增加病人的治疗信心，能够缩短疗程。例如：2013 年治疗山东省的一名 10 岁男孩，初诊时其父亲背着患儿到诊室，经过养肝肾、补气血，佐以蠲痹开窍治疗 1 个月，患儿可以走到诊室来治病了。这样，患儿及其父母都增强了信心，一直坚持治疗，半年后患儿康复入学，一家人十分感谢艾老，连连称呼是艾老救了他们一家，使小孩将来的前途不会受到影响，后一直坚持巩固治疗。

3. 皮肌炎治验病案

廖某，女，53 岁，农民。因"双眼睑、上臂紫红色斑丘疹伴四肢肌肉疼痛两个月"来诊治。病人两个月前，于攀枝花某医院诊断为"皮肌炎"，曾予口服"泼尼松 40mg/d、雷公藤总苷片"后皮损有所缓解，但是病人未坚持正规治疗而病情加重。刻诊症见：病人双上眼睑、上臂出现紫红色水肿性斑丘疹，双手指关节伸侧见紫红色扁平隆起的丘疹，上覆细小鳞屑，四肢近端肌肉酸痛，出现上肢上举无力、步行困难，不能独立上卫生间，半个月前出现声音嘶哑、咽痛，自觉疲倦，纳差，眠差，心烦，无咳嗽、咳痰，小便偏少、色黄，大便调。舌质淡红，苔少，脉细数。查心肌酶谱：乳酸脱氢酶（LDH）200.0U/L，α-羟丁酸脱氢酶（α-HBO）172.0U/L，血清肌酸激酶（CK）182.0U/L。肌电图示：上、下肢肌（包括上肢远端肌）为肌源性改变。胸片示：双下肺间质炎性改变。肝肾功、电解质、自身免疫抗体谱、体液免疫及心电图均无明显异常。既往无药物及食物过敏史。体格检查：T37.5℃，四肢活动障碍，肌肉压痛明显，余未见特殊异常。诊断：皮肌炎。辨证：脾肾两虚，气血不足，外邪痹阻。治则：健脾补肾，补益气血，除湿蠲痹。方选四君子汤加味。处方：太子参、薏苡仁各 30g，茯苓、白术各 15g，生黄芪 40g，黄精、枸杞子各 20g，陈皮、鸡血藤各 40g，红花、当归各 10g，桃仁、白花蛇舌草各 15g，蜈蚣 1 条，紫荆皮 15g，桔梗 10g，射干 15g。前后以上方加减治疗 20 余天；同时予能量合剂、泼尼松（40mg）、美能等静滴。出院时泼尼松减为 30mg/d，心肌酶谱恢复正常，原发皮损基本消退，日常生活可以自理，咽痛缓解，仍声音嘶哑，曾行鼻咽部CT检查未见异常。继续治疗：上方去桃红四物汤，加二至丸、矮地茶、细辛。病人定期门诊随访1年，病情稳定，病人已减服激素，坚持口服中药治疗，唯声音嘶哑。

按：本例病人为中年女性，精血渐弱，脾肾日衰，平素劳累过度，复感外邪而发病，结合病人皮损及实验室检查容易诊断。但本病的治疗仍须排除肿瘤可能，尤其是鼻咽部肿瘤、肺部肿瘤，合并率较高，况且本例病人伴有咽喉部症状。中医调治本病重在调肝脾肾、理气血、疏解外邪。用药切忌过于辛温燥热，以防伤阴助热之弊。

三、对特应性皮炎的认识和治验

1. 对特应性皮炎的认识

四弯风是一种难治疗的皮肤疾病，西医称为特应性皮炎，是自身免疫因素及先天性遗传因素等复杂原因导致的疾病，目前没有理想的治疗方法，常以糖皮质激素软膏类药物治疗，其远期效果不理想。有关四弯风的中医记载内容丰富，首先指出本病是由于禀赋不耐，又感受母体胎毒，出生后遇风湿热邪及奶毒，内外毒邪结合聚于肌表而发。清代《医宗金鉴·卷七十一》指出："四弯风生腿脚弯，每月一发最缠绵，形如风癣风邪袭，搔破成疮痒难堪。【注】此证生在两腿弯、脚弯，每月一发，形如风癣，属风邪袭入腠理而成。其疮无度，搔破津水，形如湿癣。"可见，四弯风是一种顽固难治的疾病。艾老认为，四弯风的治疗要突破常规的思考，抓住先天后天同治，健脾治后天，补肾固先天，才能标本同治达到皮疹减，瘙痒轻，皮损软，微汗出的效果。这样四弯风的症状可逐渐消失，病情逐渐好转。艾老常常应用四君子汤合自拟验方马齿苋汤加减：皮肤干燥者，加二至丸、制首乌、黄精、玄参以滋阴养肾、润肌肤、防皲裂；有渗出津水者，加桑白皮、地骨皮、土茯苓以除湿止痒；瘙痒重影响睡眠者，加徐长卿、苦参、石决明、珍珠母以平肝潜阳、安神止痒；日晒后加重者，加檀香、石决明以行气重镇、解毒止痒；皮肤干燥、腠理闭阻无汗出者，加玄麦甘桔汤、青蒿、冬桑叶，取其开腠理、行津液、通经络、祛邪出、柔肌肤的功效，则可以加快皮肤愈合，尽管如此，治疗仍颇费时日。然而，复发仍然是一个棘手的问题，艾老常常从扶正祛邪，重建平衡的理论出发，以健脾除湿，解毒止痒药物治之，可以收到意想不到的效果。正如"善治斯疾者，惟在调和脾胃"（金·李东垣《脾胃论·安养心神调治脾胃论》）。

2. 特应性皮炎治验病案

李某，男，22岁，于2015年6月18日就诊。自诉近5年来，每逢夏季肘、膝弯曲处反复出现红斑、丘疹、水疱，伴糜烂、渗液，剧烈瘙痒，严重时皮损可累及双上肢、小腿、头面部，口服抗组胺药物、甘草酸苷胶囊等可有所好转，但病情易反复。追问病史：病人曾患幼儿湿疹，7年前，被诊断为过敏性鼻炎，母亲有湿疹病史。四诊资料：得神，形体偏胖，肘、膝弯曲处可见绿豆至蚕豆大小不等的红斑、丘疹，色偏暗，偶见白色皮屑，部分皮损处形成糜烂、渗液，自诉瘙痒剧烈，纳差、眠差，时有便溏，小便调，舌淡边有齿痕，苔白腻，脉滑。中医诊断：四弯风，脾虚湿蕴证；西医诊断：①特应性皮炎；②过敏性鼻炎。辨证：先天禀赋不足，后天失养，脾虚湿蕴而成。治则：健脾除湿，解毒止痒。方选：四君子汤合马齿苋汤加减。药物如下：马齿苋20g，南沙参30g，炒白术20g，辛夷15g，龙骨20g，合欢皮20g，怀山药20g，薏苡仁20g，紫荆皮20g，桑白皮15g，地骨皮15g，苦参10g，郁金15g，夏枯草15g，土茯苓20g，地肤子20g，甘草6g。6剂，水煎服，三餐后半小时温服，每日1剂。

外用：嘱病人自行用10%复方黄柏液稀释后湿敷，以4～6层清洁纱布浸药液拧到不滴水为佳，湿敷糜烂渗液面15～20分钟即可；湿敷后外用氧化锌糊剂保护创面。

2015年6月25日二诊：病人诉瘙痒明显减轻，无新发皮损，糜烂、渗液缓解，停止湿敷。舌淡边有齿痕，苔白微腻，脉滑，二便调，原方加女贞子20g，旱莲草15g，6剂。

两周后，病人复诊时皮损大部分减轻，乃守法守方继续治疗；后期处以脾肾同调法善后，巩固疗效。

按： 本病虽形于外但病根实发于内，多由先天不足，脾胃虚弱，复感风湿热等外邪，内外相搏，浸淫肌肤，发为本病。本病虽不同时期病机各有侧重，但"湿"邪贯穿疾病始终，故本病治疗尤重脾胃，既可以健脾胃治后天，又可以健脾胃运水湿。至后期湿邪渐去之时，则可加入补肾养阴之品，以补肾固先天。本病虽可兼有热邪为患，但不可过用苦寒攻伐之品，以免损伤脾胃。初诊所用方中南沙参性平，不温不燥，既可治一切恶疮疥癣及身痒，又可健脾益气养阴，久用无伤阴之虑；马齿苋清热解毒利湿，现代药理研究显示该药治疗湿疹类疾病有特效，两药合用一补一泻，有祛邪不伤正，扶正不留邪的优点。白术健脾益气，燥湿利尿；辛夷祛风开窍，土茯苓苦寒燥湿解毒，两药同用善祛中下二焦顽湿；怀山药健脾补肺益肾，薏苡仁健脾清热渗湿，两者兼性味平和，合用健脾益胃除湿效佳。龙骨镇惊安神，平肝潜阳，收敛固涩；合欢皮解郁安神，活血消肿，二味一轻一重，止痒效佳。已故中医外科名老中医文琢之认为紫荆皮为祛风止痒之要药，治疗各种皮肤过敏之痒症疗效甚佳；诸多植物皮入药，实取"以皮治皮"之意，桑白皮、紫荆皮、合欢皮、地骨皮、苦参、地肤子兼具备了清热、疏风、安神、止痒等多重功效；郁金、夏枯草软坚破积，四弯风一症湿邪积聚难去，非此不化。二诊时，病人湿去大半，加女贞子、旱莲草补肾养阴，以达到先后天同治，从而标本同治，防复发的目的。

四、对脱疽的认识和治验

1. 三期论治脱疽

脱疽自古是难治性疾病，明代陈实功称："脱疽，百人百必死。"他指出："其秽异香难解，其命仙方难活。故谓血死心败，筋死肝败，肉死脾败，皮死肺败，骨死肾败。此五败者，虽有灵丹竟丧命而已。"由此可见，脱疽病治疗十分棘手。艾老治疗脱疽，结合先贤经验，创新提出分期治疗，将脱疽一病常常分为三期论治，初期（缺血期）症状轻，容易治疗；中期（营养障碍期）症状明显，经脉堵塞，治疗比较困难；后期（坏死期）经脉闭塞，皮肤溃、肌肉烂、骨坏死，十分难治。艾老认为，脱疽发病内因是脾肾阳虚，外因是寒邪侵袭，其他如吸烟、外伤亦为发病诱因。在发病过程中，尤其在中后期，"血瘀"阻塞经脉较为明显，活血化瘀之法已为大家所普遍认同，但活血化瘀的运用必须掌握时机，把握轻重，抓住致瘀之因是非常重要的。治疗中大致将此病分为如下三期。

初期寒湿阻络，气血运行不畅，表现为患肢畏寒怕冷，间歇性跛行，苔白，脉细或沉紧，轻者治以当归四逆汤，重者以阳和汤加减治疗，佐以益气活血祛瘀之品。艾老认为寒邪一散，经络通畅，气血畅行，诸症自减。方中鹿角胶一药既可填精补肾，又可推陈出新，同时巧用虫药通畅经络，若寒湿甚者还可加制川乌、制草乌温经散寒除湿。

中期湿热毒盛，表现为患肢剧痛，肿胀发热，紫暗腐烂，舌红苔腻，脉弦数或濡数，运用四妙勇安汤加清热解毒之剂如黄柏、白花蛇舌草、半枝莲等。此期若局部红肿热痛者断不可重用活血之品，尤其是温热活血药，大量活血之品可助热使病邪走散，而致病势加剧，此期应以清热解毒、利湿通络为主。

后期毒邪留恋，正气不足，此期应根据阴虚、气虚、阳虚的不同情况适当加重养血活血之药，需强调的是如创面久不愈合，肉芽不鲜，必须调补中州，顾护脾胃，以养脾胃而助生化之源，诚为经验之谈。

本病在临床上以寒湿证为多见，湿热证次之，此外，正虚毒恋者以补虚解毒、化瘀生新为正治，当宜扶正剂中加入化瘀通络之品。脾虚者，可予四君子合平胃散之类；阴虚内热者，六味地黄丸中酌加紫雪丹服之等。总之，临证治病，治疗大法不可偏废。辨证施治须时时铭记，不拘泥于固定的方药，诚为中医学之精华。

2. 脱疽亦重外治

脱疽的病因甚多，就其病机来说，都是由于某种致病因素侵袭人体，致使机体气血营运不利，经脉管道阻塞，遂发本病。血脉不利是本病的关键，因此必须清晰认识病机，掌握这一关键。辨证施治，才能收到良好效果。血脉遇寒则凝，得温则行，故本病无论已溃未溃，对患肢设法保暖，始终是一个重要措施。如果保暖差，虽吃药敷药疗效不显，甚者治疗期间患足禁下冷水，否则血脉滞涩加重，病情亦不减反增。初起以寒湿为主，内治见上述内治原则，外治涂搽沃雪膏以保暖通血脉，也可先用生川乌、生草乌、陈皮、木香、白芷、火葱、蚕沙煎水外洗，再外搽沃雪膏以温寒除湿通络。已溃创面忌用升丹和汞类，因升丹、汞剂为至寒之品，用后溃疡久不愈合，宜以海浮散撒布患处，外盖玉红膏（去轻粉），促使创面愈合，又可以黄连浓煎液纱布湿敷创面，能促使创面肉芽生长。如创面红肿、疼痛、黑腐多，可用血竭粉与海浮散各半撒布创面，外敷油纱或盐纱围护疮口，此药外用后可迅速消红肿、镇痛通络、生肌祛腐，疗效尚好。

3. 脱疽治验病案

蒋某，男，75 岁，2006 年 4 月 17 日初诊。因"左食指尖起疱伴冷痛 20 多天，变黑加重半月余"来求治。20 多天前，病人突然发现左手食指点状黄疱，微冷痛，入热水中好转，约经 1 周时间，上述皮损先后侵及双手多个手指，色黑浸漫，痛不可忍，以早晚为甚，遂到某西医医院就诊，诊断为闭塞性动脉硬化症（ASO），经治疗（具体不详）后 10 个手指尖、左脚大趾尖变黑，遂建议其截肢治疗。刻诊：双手食指、中指、无名指第二指关节以上呈干性坏疽，皮温低，双手无名指点状黄疱，双手十指指甲处亦可见不同程度变黑坏疽，手指肿胀，左足大趾呈干性坏疽。手指冷痛，纳差，眠差，口渴，舌光红绛如猪腰，少津，脉弦细，跌阳脉微尚存。既往无糖尿病、高血压等病史，有嗜烟、酒史，余无特殊。

中医诊断：脱疽。辨证：气阴两虚，热毒蕴结，瘀阻脉络。治则：益气养阴，清热解毒，活血化瘀，通络止痛。方选：顾步汤合四妙勇安汤、活络效灵丹加减。药用：生黄芪 50g，太子参 30g，北沙参 30g，天花粉 20g，石斛 30g，玄参 30g，金银花藤 30g，当归 30g，丹参 40g，制乳香 10g，制没药 10g，水蛭 10g，土鳖虫 15g，虻虫 3g，蜈蚣 1 条，路路通 15g，延胡索 30g，威灵仙 30g，山药 30g，焦山楂 30g，焦神曲 30g，炒麦芽 30g，甘草 6g。6 剂，水煎服。

外治：清洁消毒，保持干燥，有分泌物的创面撒布海浮散，外盖紫草油纱布；无分泌物创面，消毒后，保温、干燥、防伤包扎。

二诊：冷痛稍减，黑色渐向指端消退，以左手食指好转明显，指部皮肤干燥，余症同前。上方太子参加至 50g，加明沙参 30g，酸枣仁 30g，二至丸，再服 20 余剂。

三诊：左手食指皮肤颜色已明显接近正常，仅余中指末节指头部、右手无名指指尖坏疽，余两指正常皮肤逐渐增多，微痛，手指肿胀明显减轻。上方去威灵仙、焦山楂、焦神曲、炒麦芽；为增益气和营、推陈出新之力，加生黄芪至 80g，丹参至 50g，金银花藤至 40g，鸡血藤 30g，加鹿角霜 6g，制首乌 30g，升麻 3g，再服 20 余剂，后随症加减。

2006 年 10 月 16 日就诊：双手及足部坏疽脱落，新指尖皮色温度正常，疼痛轻微，基本痊愈，巩固治疗。随访半年余，无复发。

按：在临床治疗中，脱疽一般可分为三期两型，即初期（缺血期）、中期（营养障碍期)、后期(坏死期)三期和寒湿证、湿热证两种证候特征,还可见正虚毒恋证。本病病人辨证属于后期,正虚毒恋、脉络瘀阻型,选方顾步汤合四妙勇安汤、活络效灵丹加减,整个治疗过程中体现了攻邪扶正的阶段性侧重不同。临床证型虽以寒湿证和湿热证为多见,但临证治病,病情千变万化,往往错综复杂,需要仔细辨证施治。此外,本病的治疗中艾老善将水蛭、虻虫、土鳖虫三药同用以增化瘀通络之功效,此三虫具飞、潜、动三性,合用则化瘀通络止痛功效明显,非一般草木之品所能企及。若病人疼痛非常,常用血竭,因血竭既可活血,又可止痛。《内经知要》指出:通则不痛、痛则不通。脱疽之痛用止痛药是无济于事的,必须在通络的基础上佐以止痛,待血脉一通其痛不治而止。脱疽一病,缠绵难愈,变化多端,病者需要有信心,医者辨证用药必须恰当,不可拘泥于一方一法,当随证化裁,灵活变通,治法无穷,其效乃显。

古代脱疽与今天的动脉闭塞性脉管炎、闭塞性动脉硬化症、糖尿病坏疽的临床表现有类似的地方,其病机均是气血瘀滞,经脉堵塞,在治疗中除应辨证施治外,还应当按照疾病特征有区别地突出特色治疗。

五、对银屑病的认识和治验

1. 银屑病顽固难疗,养阴开窍法有效

开窍法内科病可以用,外科病也可以用。新病可用,虚证亦可用,妙在病之所宜。明代王肯堂在《疡医证治准绳·发表》中指出:"是客邪在于血脉之上,皮肤之间,宜急发其汗而通其荣卫,则邪气去矣,以托里荣行汤主之。"银屑病中医称为白疕,历代医家认为,主要病因是血热毒盛,或血虚风燥,肌肤失于濡养而成;亦有少数病人为风寒之邪袭于肌表而成;亦有脾虚湿邪瘀滞,化燥伤阴,肌肤失于濡养而成。白疕的皮损表现为肌肤失养,皮肤干燥,导致毛窍闭塞,腠理不开,津液不行,邪不得出,故本病顽固难疗。艾老在治疗银屑病时,除了应用清热凉血解毒、养血润燥、祛风止痒药外,常常加入开窍之药物如:冬桑叶、紫苏叶、青蒿、荆芥穗等。根据病情可以适当选用,比如:阴虚有热的病人,可以加冬桑叶、青蒿以清虚热,开毛窍,行津液,润肌肤,引气血直达病所,达到祛邪润肤、缓解病情的良好效果;如果病人没有明显的热邪为患,瘙痒不明显,

皮肤干燥，皮损肥厚，不出汗，还常常有脾虚的症状，此时除针对脾虚外，可以加紫苏叶、荆芥穗，以达到开腠理，行津液，消皮损，出汗液的功效，同样具有引气血直达病所，达到祛邪润肤，缓解病情的良好效果。所以，银屑病的治疗方法很多，不管针对何种证，在辨证治疗的基础上，适度加入开窍药物可以收到事半功倍的效果。明代王肯堂在《疡医证治准绳·敷贴》中指出："看毛下窍中当有汗珠，此则血脉疏通，热毒消散……皮毛润活，要作良肉。"《疡医证治准绳·痈疽之源》中他又指出："标本不得，邪气不服，言一而知百者，可以为上工矣。"

2. 治疗白疕应重滋养阴血，调理脾胃不可偏废

查阅古籍，关于白疕病因病机的论述，明代以前多从外因说，明代后则强调此病由内因、外因共同致病。现代医家建设性地提出白疕病在血分的病因病机，有"血热""血虚""血瘀"的观点。本病的中医药治疗呈多样化，有从血热论治的，有基于气液玄府论治的，有的甚至从温补着手，从文献资料来看，几种论治方法都有效。艾老专事中医外科数十年，长于银屑病的治疗，基于数十年的临床经验，发现受巴蜀之地湿热环境的影响，川内病人脾虚兼夹湿热者为多，故提出银屑病治疗重阴血之余，调理脾胃不可偏废，应从脾胃论治湿热证白疕。

艾老认为，湿热证白疕以脾虚为本，湿毒为标，久则入营血分外发于肌表。脾为后天之本，脾虚则营卫乏源，导致肺卫不固、易感外邪；蜀地之人久居湿地，多食辛辣厚味，久之脾胃倍伤，形成内外之邪相合之势；湿邪郁久化热酿而成毒；再则脾主四肢肌肉，故湿、热、毒与外邪相合蕴于血分而发于肌肤。脾失健运，"脾胃之气既伤，而元气亦不能充，而诸病之所由生也"。这类银屑病病人的皮损常以四肢为重，颜色淡红，有浸润感，鳞屑不厚，但瘙痒难忍，乃湿毒浸渍之故。"湿"乃本证候的主要病机，脾为制水之脏，脾气健运，湿何由生？纵使素居湿地，倘若常常不忘醒脾、运脾，何惧其害人致病？《外科正宗》指出："外科尤以调理脾胃为要。"故艾老指出应重视健运脾胃、扶正以祛邪，提出进展期以健脾除湿、清热解毒为大法；邪热蕴久必伤阴，消退期以健脾除湿、养阴润燥为治则；肺卫不固导致易反复感邪，恢复期以健脾除湿、益肺固表为治法。艾老认为，在治疗寻常型的同时，如系脓疱型可偏重除湿解毒，同时服紫雪丹，待热退脓净后，再以常法治之；如系关节型，可加入威灵仙、续断、秦艽、乌梢蛇、老鹳草、松节；如系红皮病型，则可加山慈菇、重楼等。

总之，本病临床证候分类甚多，辨证施治是中医之本，不可拘泥于一方一法。临床发现，多数病人不适宜用辛燥温热之品，否则耗阴伤血，无不偾事！

3. 分期辨治脓疱型银屑病经验

脓疱型银屑病是银屑病的一种特殊而较少见的类型，临床上所见可分为四种类型：泛发性、局限性、环状、疱疹样。本病病程较长，病情较重，部分病人小于 1 岁，治疗困难。在长期临床实践中，艾老总结经验，概括本病的病机为阴血亏虚为本、湿热毒蕴为标。《诸病源候论·卷三十五·头面身体诸疮候》提道："夫内热外虚……气虚则肤腠开，为风湿所乘。内热则脾气温，脾气温则肌肉生热也，湿热相搏，故头面身体皆生疮。其疮初如疱，须臾生汁，热盛者，则变为脓。随瘥随发。"可见脾胃运化失常，湿热内蕴，热盛酿毒，复感外邪，易致本病。且湿热、火毒之邪多伤阴血，又碍脾胃运化；湿郁热蕴使皮损成批而发，而现一息一发的特点。故本病基本以阴血亏虚为本，湿热毒蕴为标，或兼夹外邪。又如儿童患此病者，其体质为稚阴稚阳之体，气血未定，有易虚、易实、易寒、易热的生理特点。又如《诸病源候论·卷四十八·中风候》说："小儿血气未定，肌肤脆弱，若将养乖宜，寒温失度，腠理虚开，即为风所中也。"故儿童脓疱型银屑病，治疗更加棘手。

艾老提出因本病为本虚标实之证，应采取急则治其标，缓则治其本的治疗原则，将病程分为高热进展期（疾病初起，皮损日渐增多，脓疱丛生，甚则形成脓湖，易干涸结痂，伴腥臭味，皮肤易摩擦部位呈糜烂浸渍，伴高热，午后加重，自觉灼热痒痛，伴口渴，大便干结，舌红苔黄腻，脉滑数）、发热缓解期（高热已退，脓疱逐渐吸收结痂，大片脱屑明显，伴有少量新发脓疱，皮温较高，瘙痒明显，伴有疲倦纳呆，舌红少津或为花剥苔，脉细数）、稳定恢复期（脓疱已退，皮肤发红，脱屑明显，倦怠乏力，纳少口淡乏味，舌红少苔或无苔或花剥苔，脉细数无力）。由此将本病分期施治：高热进展期治其标为先，清热除湿，凉血息风，解毒泻火，方选加味犀角地黄汤合黄连解毒汤加土茯苓 30g，桑白皮 15g，地骨皮 15g，僵蚕 10g，白鲜皮 10g；热不退可加银翘白虎汤。发热缓解期为热毒未尽，气阴耗伤，邪盛正虚阶段，治以清解余毒、益气养阴为主，可选用犀角地黄汤合四君子汤与二至丸加减。稳定恢复期为正虚夹余邪，应补益阴血，扶正解毒，减少本病的复发，方选二至丸、益胃汤、增液汤合四君子汤加减，可加玄参

20g、石斛 15g、山药 30g、苦荞头 30g 等。

另外，本病病情相对较重，目前西医治疗方案较多。部分病人在应用激素后，不仅病情反复发作，日渐加重，而且影响病人发育（儿童）。文献记载，运用阿维 A 胶囊、甲砜霉素治疗本病的临床病例较多，相对副作用少，对病情的控制比较满意。同时中医辨证施治，可发挥积极的治疗作用，迅速缓解病情，又可防西药的不良反应，同时在本病后期的治疗中有助于防其复发及帮助西药减量。

4. 银屑病治验病案

案一

徐某，男，18 岁，黑龙江省哈尔滨市人，2012 年 11 月 14 日因"全身泛发红斑鳞屑 5 年，加重两个月"就诊。两个月前因外感后皮损加重。刻诊症见：全身泛发红斑鳞屑，以四肢为主，皮损呈点滴状、色红，上有鳞屑，瘙痒；二便调，舌苔薄黄腻质淡边齿痕，脉弦。中医诊断：白疕。辨证：脾虚湿盛、热毒蕴肤。治则：健脾除湿，佐以清热解毒止痒。方用四君子汤加忍冬藤 30g，连翘、川射干、牡丹皮、桑白皮、浙贝母、茵陈、秦艽各 15g，龙骨、紫荆皮、地骨皮各 20g，山慈菇、猫爪草各 10g，水煎服 7 剂。辅以外治法：用稀释的药渣水加新鲜猪苦胆 1 个泡澡 30 分钟，每周 2～3 次，严格控制水温 35～37℃，水未干时外搽食用橄榄油。饮食忌发物，可多吃猪皮、鸡蛋、排骨等含蛋白质丰富的食物。

二诊：无新发皮疹，原皮损变薄、颜色变淡、不痒，大便稍稀，舌苔薄质淡水滑，脉弦。上方加夏枯草、石决明各 20g，再服 7 剂。外治及饮食宜忌同前。

三诊：前胸皮损消退多，背部好转少，皮损颜色变浅，时有汗出，大便稍稀，舌苔薄黄质淡胖边有齿痕，脉弦。治法亦守法守方，加入泄热滋阴药物并举，上方加黄芩、栀子各 15g，女贞子 30g，再服 7 剂。外治及饮食宜忌同前。

四诊：躯干、手足皮疹基本消退，留有白色色素斑，腮部仍有皮疹（之前面部外用过激素类药物），大便稍稀，舌苔薄黄质淡胖边有齿痕，脉弦。治法加强益肺固表，上方减茵陈、石决明、栀子，加黄芪 30g，防风 10g，再服 7 剂。外治及饮食宜忌同前。继续治疗，定期复诊。

案二

徐某，男，8 岁，因"反复全身泛发红斑基础上脓疱 5 年，加重 1 个月"入院，患儿曾经外院诊断为"脓疱型银屑病"。1 个月前因外感后皮损再次加重。

入院症见：全身皮肤泛红，上有密集的针尖大小的脓疱，皱褶处可见干燥之脓痂，患儿右下肢胫前可见约 15cm×9cm 大小的鲜红斑，上有厚的鳞屑。伴有咽痛、发热、纳差、口干、口渴，舌质红，花剥苔，脉弦细。血常规：白细胞总数 $14.31×10^9$/L、中性粒细胞 $10.54×10^9$/L、中性粒细胞百分率 73.6%、单核细胞百分率 1.9%。其余辅助检查未见异常。入院后诊断：脓疱型银屑病。对症处理发热症状（主要口服布洛芬混悬液），给予复方甘草酸苷 60mL、10% 葡萄糖酸钙 10mL、维生素 C 2g 静滴，口服甲砜霉素 1g，分 4 次服。治则：以清热凉血泻火、解毒息风止痒为法。内治方剂：黄连解毒汤加味。方药予黄连 5g，黄芩 10g，黄柏 10g，栀子 8g，僵蚕 8g，蝉蜕 10g，白花蛇舌草 20g，白茅根 15g，生地黄 20g。1 剂药服 2 天，7 剂。外治予黄连粉外扑。经治疗 2 周后，仍有少许新发脓疱，体温降至正常，守前方加用桑白皮 8g，地骨皮 8g，地肤子 10g 以清肺热而除湿；加女贞子 15g 以增强养阴之功；因热毒火邪渐去故去黄连解毒汤；因患儿大便干结，加决明子 20g 以通便排毒。外涂紫草油。治疗 1 周后皮损处脓疱吸收干燥。最后治以养阴息风、解毒止痒为法。药用南沙参 12g，天冬 10g，麦冬 10g，桑叶 6g，天花粉 10g，玉竹 8g，女贞子 15g，旱莲草 15g，生地黄 15g。服 10 余剂后，继续巩固治疗善后。

　　按：上两例均为银屑病，西医学认为本病目前病因尚不十分明确，中医论治本病文献丰富。目前医家大致将本病分为进行期、静止期和退行期三期。案例一病人脾虚湿蕴、热毒蕴肤，此种证型的银屑病病人在川蜀地区尤其多见，与地域及饮食习惯有关，在治疗中务必要顾护脾胃，不可一味专注于攻邪清热解毒，否则虽然可解一时之病情，但最终贻害无穷。案例二为儿童脓疱型银屑病，对此种病情西医治疗方案较多，但对本病疗效明确的西药副作用也比较明显。艾老主张本病在高热进展期可以联合运用甲砜霉素或阿维 A 胶囊，将病情迅速控制，同时配合清热解毒、除湿健脾、养阴等诸法缓解病情，西药逐渐减量。如此病人及家属接受程度高，且病情不易反复。

六、对口腔扁平苔藓的认识和治验

1. 对口腔扁平苔藓的认识

扁平苔藓是一种典型皮损表现为"多角形紫红色扁平丘疹"的特发性炎症性皮肤病。本病好发于四肢屈侧，常累及黏膜，皮损表面可有蜡样薄膜，可见Wickham 纹，为特征性皮损，皮肤病理活检有特异性。口腔扁平苔藓最常见于双侧磨牙区的颊黏膜，其次为舌、下唇的唇红部、牙龈等处，可同时伴或不伴皮肤损害。现将艾老治疗本病的经验总结如下：

（1）追溯文献，详查病机

本病相当于中医"紫癜风"范畴，但也可参考口疮、口破、喉痹等辨证处方。《医宗金鉴·外科卷上·口部》曰："大人口破分虚实，艳红为实淡红虚，实则满口烂斑肿，虚白不肿点微稀。"指出口疮有虚、实之分。虚者，色淡红，满口白斑微点，甚者陷露龟纹，脉虚口不渴；实者，色艳红，满口烂斑，甚者腮舌俱肿，脉实口干。又《诸病源候论·卷三十·咽喉疮候》曰："咽喉者，脾胃之候也，由脾胃热，其气上冲咽，所以生疮。其疮或白头，或赤根，皆由夹热所致。"提出了脾胃热可致咽喉生疮。《景岳全书·卷二十八·喉癣证》曰："满喉生疮，红痛久不能愈，此实水亏虚火证也。"强调虚热论治。艾老提出本病的病机为心肾不交，虚火上炎，与脾胃湿热交结所致，属于虚实夹杂之证。中医学认为，脾开窍于口，心开窍于舌，肾脉连咽系舌本，两颊与齿龈属胃与大肠，任脉、督脉均上络口腔唇舌。口腔疮疡的发生与心、脾（胃、大肠）、肾、任脉、督脉关系密切。心属火，肾属水，若肾水不能涵养心火，水火不济，虚火妄动，咽喉失于濡养而黏膜起刺、粗糙、疼痛；脾胃虚弱久则极热不化，熏蒸于上，口腔溃疡、糜烂伴疼痛久不能愈。正如李东垣在《脾胃论·卷中·饮食劳倦所伤始为热中论》中所说："既脾胃气衰，元气不足，而心火独盛，心火者，阴火也，起于下焦，其系系于心，心不主令，相火代之。"任、督二脉为一身阴阳之总司，二脉失和，疾病丛生。

（2）分期论治，随症加减

该病病程一般较长，可分为三个阶段。急性期主要是阴虚火旺，兼夹风湿热，临床以口腔黏膜双侧对称出现假膜伴白色网状或环状条纹（亦称龟背纹），亦可见白色突起的小丘疹，周围发红，表面光滑，疼痛，伴见阴虚火旺症状。该期治宜滋阴清热，疏泄风湿热，方选玄麦甘桔汤合百合知母汤合凉血消风散。

慢性期主要为阴虚夹湿，可见口腔黏膜白色网状条纹增厚，形成假膜，表面粗糙、肥厚，亦可见糜烂，并伴有口唇麻木，体倦，纳差，舌淡边有齿痕、苔薄，脉弦细。治宜滋阴化痰散结，健脾除湿，故在前法基础上加消瘰丸、四君子汤、生脉饮加减。

缓解期主要是脾肾两虚，余邪未尽，可见口腔假膜变薄，或新生黏膜，舌淡红、苔薄，脉细滑。治宜滋养脾肾，以玄麦甘桔汤、消瘰丸合二至丸加黄精、玉竹之类。另外，若由于风湿蕴聚，郁久化热成毒，热毒盛者加白花蛇舌草、重楼；皮损肥厚者加山慈菇、猫爪草、夏枯草；大便干结者加瓜蒌仁、槐角、决明子；失眠者加柏子仁、酸枣仁、龙齿。

艾老颇为重视"治未病"的思想，认为长期皮损不及时治疗容易发生癌变，故应密切观察皮损变化，如有癌变倾向可加用复方斑蝥胶囊、破壁灵芝孢子、小金丹、西黄丸等有抗癌功效的中成药，以扶正祛邪，促其早日愈合，既病防变。同时重视加强口腔的护理，避免不当刺激引起病情加重。如果确诊为口腔癌的病人，可以先行西医切除病灶后，再服中西药物治疗，以加强疗效。

2. 口腔扁平苔藓治验病案

何某，女，46 岁，2015 年 10 月 25 日初诊。1 年多前，因口腔扁平苔藓于当地医院治疗后无明显缓解。刻诊症见：两颊黏膜假膜上可见针尖大小丘疹伴糜烂，其余躯干、四肢未见皮损分布，自觉阵发性手足心热，面部潮热，偶有汗出，入睡困难且易醒，大便偏结，舌偏暗尖红、苔薄黄，脉弦数。诊断：口腔扁平苔藓（慢性期急性发作）。中医诊断：紫癜风。辨证：阴虚火旺。治则：滋阴清热，凉血安神，软坚散结。方选玄麦甘桔汤、百合知母汤合凉血消风散加减。处方：玄参、水牛角粉、龙骨、合欢皮、白花蛇舌草各 20g，麦冬、射干、牡丹皮各 15g，桔梗、知母、生地黄各 10g，百合、槐角、决明子、龙齿、灵磁石、酸枣仁、柏子仁各 30g，甘草 6g。14 剂，每天 1 剂，水煎服。外治：用淡盐水漱口，1 日 3 次，涂锡类散。

二诊：口腔未见糜烂，手足心发热缓解，每晚入睡较前好转，大便通畅，舌淡红、苔薄，脉弦细数。在前方去决明子、柏子仁，加消瘰丸，太子参30g，黄精20g，石菖蒲6g。14剂，如法煎服。外治同上。

三诊：口腔假膜变薄，睡眠改善，手足心热，舌稍暗、苔薄黄，脉弦细。方选玄麦甘桔汤、凉血消风散合二至丸加减。处方：玄参、水牛角粉、龙骨、白花蛇舌草、合欢皮、浙贝母各20g，麦冬、射干、牡丹皮、旱莲草各15g，桔梗、玉竹各10g，槐角、决明子、酸枣仁、女贞子各30g，甘草6g。14剂。病人坚持治疗近4个月，皮损基本消退，又巩固治疗数月。随访半年未复发。

按： 本病西医称其为扁平苔藓，中医有紫癜风之称。西医学对本病的病因、发病机理不明确，无特异性治疗，且反复发作是治疗本病的难点所在。艾老治疗本病多分期论治，急性期、慢性期和缓解期，三期病机各有侧重，急性期重在祛邪，而缓解期则需要固肾培元，兼顾脾胃，同时对本病尤其应有治未病思想，防其复发与恶变。本案病人病史较长，但就诊时属于急性发作期，故初予滋阴清热、凉血安神之剂；待病人皮损糜烂缓解后，加入消瘰丸、石菖蒲重在软坚散结；后加入补益肝肾的女贞子、旱莲草则意在扶正固本。

七、对硬皮病的认识与治验

1. 对硬皮病的认识

硬皮病属于中医的"皮痹""肌痹"之范畴。本病病位在肺，其本在肾，瘀毒为标，证属本虚标实。在治疗过程中分期论治，以开肺窍、活血脉、通腠理为要，重用补气，坚持温阳开窍，善用虫类药物，则临床可取得较好的疗效。

该病的病机与肺、脾、肾三脏关系密切。《诸病源候论·卷一·风痹候》曰："痹者，风寒湿三气杂至，合而成痹。其状，肌肉顽厚，或疼痛。由人体虚，腠理开，故受风邪也。"强调卫外不固、腠理不密是发病的基础。艾老认为本病起于肺，损及脾和肾，早中期以肺或肺脾受损为主，中晚期以肺肾、脾肾受损为主，然在整个病程中，肺在其中起着重要的关系。肺虚失其宣，脾虚失运，以致水泛，痰浊、瘀血等病理产物产生。病久穷及于肾，妄动一身阴阳之根本，阴阳不和则五脏不安，从而使病情缠绵不愈。

艾老论治本病强调分期施治，将本病按水肿期、硬化期和萎缩期三期来治疗。

水肿期为本病的初始阶段，多是因体虚不固、本虚标实而发病，治疗应虚实兼顾，祛邪不忘固本，可选方玉屏风散合桃红四物汤加麻黄 5 ～ 10g 开肺窍以发汗散寒，行水消肿；硬化期则以本虚邪实为主，治则应祛邪兼扶正，可予桃红四物汤加蜈蚣 1 条，水蛭 10g，土鳖虫 15g 以加强活血化瘀通络之功；萎缩期正虚邪实相杂，则应扶正兼祛邪，可选生脉二仙汤合桃红四物汤加制附子 10 ～ 20g，制草乌、制川乌各 5 ～ 10g 以加强温阳通络之功。并强调治疗本病应当辨明虚实主次，务必始终以"虚"为本，"瘀毒"为标，把"活血脉、开腠理"贯穿于治疗的全过程。

（1）开肺窍为要

本病主要责之于肺，因肺主治节，通过其宣发肃降，输布津液，通调水道而发挥其治节功能。肺合皮毛，人周身之皮毛为人体最大的器官，若肺气失于宣降，一则五脏六腑之精微不能输布于肌表，濡养皮毛；二则"所谓玄府者，汗空也"，玄府寄于体表，肺失宣降，汗泄不畅，以致糟粕蕴于体内，日久致病。艾老善用麻黄，认为麻黄乃肺经专药，能开腠理，行津液，通毛窍，可以加强疗效。但麻黄为辛温解表峻剂，发散之力颇强，治疗应注意用量，一般用量在 10g 内即可。

（2）活血化瘀贯穿始终

瘀血是该病的病理产物，而血瘀是其主要病机之一。该病三期发展过程中，瘀血无时无刻不在形成，且瘀血是本病导致机体功能障碍、皮肤变性、脏腑硬化的最重要原因。故治疗本病活血药用不嫌早，还必须加入活血化瘀通络的虫药以增强疗效，活血化瘀药必须贯穿全程。

（3）温补肾阳可增疗效

硬皮病之形成本于肾阳虚，尤其是后期，"阳虚致瘀"已成为此病的关键病机。阳气一虚，生气全无，血脉不畅，经气不行，五体失其濡养，故可见皮肤硬化、萎缩，多脏腑纤维化等多种变化。艾老主张本病的治疗必须在补气活血化瘀的基础上加大温阳的力度方可取效，常用制附片、制川乌、制草乌等大补元阳，推动血行以加强活血化瘀之功。艾老在治疗本病初中期时善用桂枝、淫羊藿等温阳通络；同时，认为鹿角霜一药为血肉有情之品，既可温补下元，补阴中之阳，又具有推陈出新，畅通血脉之功，故病人在各期均可使用。

（4）重用生黄芪为妙

生黄芪是艾老治疗本病的常用药物，且每每以其大剂量取效。黄芪生用走表，具有助卫气、固皮表、消水肿、托毒生肌之功。自古有"气为血之帅"，"治血先行气"之说，故善治血者，必先行气，气行则血行。艾老用生黄芪量可达80～100g，借此推动血行。

（5）巧用虫类通络药

古人有"血病络治"之法，认为血瘀之为病，气血呆钝，瘀血痰浊阻于经络，草木之药不能建功，必借虫药直达病所，入络搜邪。又有"以毒攻毒"之说，多取虫药之毒以攻其毒，借虫性之散入络搜邪，使"血无凝著，气可宣通"。艾老在使用峻烈虫药如水蛭、虻虫、蜈蚣时，多配伍黄芪、当归、黄精等补益之品，以免耗伤正气。

2. 硬皮病治验病案

刘某，男，36岁，2010年4月14日就诊。病人因左胸、双前臂出现暗红斑，2009年6月在外院确诊为硬皮病。经多次外用、口服药物治疗后效果不满意。刻症见：左胸、双前臂数块大小不等暗红色斑片，有蜡样光泽，皮肤纹理消失，弹性下降，硬肿压痛，自觉瘙痒及紧绷感。实验室检查无特殊异常，ENA多肽抗体谱（－）；皮肤活体组织检查：病理检查示真皮胶原纤维增生、肿胀。舌红，苔薄黄腻，脉弦滑。西医诊断：局限性硬皮病；中医诊断：皮痹。辨证：肺虚夹邪，瘀毒阻络。治则：宣肺开窍，益气固表，化瘀通络。处方：生黄芪40g，丹参、浙贝母各30g，玄参、牡蛎、生地黄、白芍各20g，白术、当归、土鳖虫、乌梢蛇各15g，防风、麻黄、桃仁、红花各10g，川芎、甘草各6g。并嘱病人每日研末冲服一条小白花蛇，以加强软坚散结之功。外治：局部用食用橄榄油按摩患处。1个月后复诊，皮损明显变软，肌肉紧绷感降低，色素亦减，上方加蜈蚣1条，水蛭10g，鹿角霜10g，嘱病人上药再服1个月后复诊。病人药尽复诊时，皮肤红肿消退，紧绷感渐渐消失，皮肤纹理逐渐恢复。巩固治疗数月，随访1年，病情较稳定，坚持常人工作，无复发倾向。

按：本病治疗的根本须紧抓三个字，即虚、瘀、邪。所以临床上针对本病紧扣病因病机"扶正达邪"是治疗本病的总则。"补""通"二法须贯穿治疗的始终。艾老多将本病从风寒、湿阻、气滞、血瘀、阳虚几方面论治，针对本病也可配合外治，如：浸浴疗法、熏蒸疗法，重在温通气血，达到"流水不腐，户枢不蠹"、推陈出新之效。

八、对颜面再发性皮炎的认识和治验

1. 对颜面再发性皮炎的认识

颜面再发性皮炎，亦称再生性皮炎，为现代疾病，其临床表现为初起于眼睑周围，逐渐扩展至颊部、耳前，有时累及颜面全部，轻度红斑，细小糠状鳞屑，有时轻度肿胀，自觉瘙痒，但一般不发生丘疹、水疱及浸润和苔藓化。皮疹有的可发生于颈前及颈前三角区，但躯干、四肢等处不发生，多见于 30 ～ 40 岁女性，男性也可发病。近年来由于化妆品的普及，外用药物的不当使用，导致本病的发生呈逐年上升的趋势。本病起因复杂，发病突然，约经 1 周可减轻或消退，但可再发，反复再发可有色素沉着，发病加重季节多为春秋季，故中医文献尚未查及相关记载。目前临床报道有因外感风热，侵袭肌腠，肺卫失调；或阳明气分热及血分，血热生风；或血虚风燥，肌肤失养；或痰湿内蕴，湿郁化热，上蒸于面而发病。艾老根据其颜面潮红、瘙痒脱屑的临床主症，将之称为"红脸疮"，认为本病为湿热入于营血，与气血搏结于面部而发病；治当以清热凉血、祛风止痒为法，用经验方凉血消风散随症加减。

凉血消风散由生地黄、牡丹皮、僵蚕、龙骨、紫荆皮、水牛角组成。随症加减：脾胃气虚，如纳差、便溏、舌淡苔白者，加四君子汤以健脾益气；热毒偏盛，如颜面潮红明显，舌质红苔黄者，加重楼、白花蛇舌草以增清热解毒之力；月经不调者，加益母草、蚕沙以养血活血调经；阴虚风燥，如颜面皮肤干痒，舌红少苔，脉细数者，加玄麦甘桔汤以养阴润燥；血虚生风，如皮肤干痒，鳞屑明显，舌淡少华者，加制首乌、女贞子、旱莲草以养血润燥；痒甚者，加地肤子、蝉蜕、刺蒺藜以祛风止痒；眠差者，加合欢皮、珍珠母、酸枣仁以养心安神；日久色素沉着者，加菟丝子、泽泻以补肝肾、降浊阴、祛色斑；夹湿热，如颜面潮红，舌红苔黄腻者，可先加藿香、佩兰以芳香化湿，再予茵陈、栀子清热利湿。

艾老强调本病的治疗须内服外治、有机互补，同时重视饮食调护宜忌。内服外治即在内服中药的同时，每天用冷开水或淡（2% ～ 5% 浓度）中药药渣水冷敷面部患处 2～3 次，再涂搽食用橄榄油。食用橄榄油可对面部皮肤有一定的保湿、抗氧化、抗日光照射作用，有利于促进皮肤屏障功能的修复。另外，本病日常调护尤其重要，如平素洗脸禁烫洗皮肤，建议选用冷开水或者冷纯净水洁面；面部皮疹严重病人，或面部结痂病人，其痂如垢者，数周或数月其痂粘面，此时最佳方法是不洗面、不清洁，俗称为裸脸。清淡饮食，尽量避免辛辣燥热饮食；停用既往化妆品，可选用医疗保湿类护肤品。只有这样，才能促进本病的愈合，同时也更能保证疗效。

2. 颜面再发性皮炎治验病案

刘某，女，43 岁，反复面部潮红，伴瘙痒、脱屑 1 年。刻诊症见：面部潮红，皮肤变薄，可见毛细血管外露，伴脱屑、瘙痒，自觉紧绷感、灼热感。纳差，月经常提前 1 周左右，小便黄，大便不成形，舌红苔黄腻，脉弦。诊断为再发性皮炎。辨证为血热生风，兼夹湿热。治则：凉血消风，清利湿热。方用艾老经验方凉血消风散化裁：生地黄 20g，牡丹皮 15g，僵蚕 10g，龙骨 20g，紫荆皮 15g，水牛角粉 30g，南沙参 20g，土茯苓 15g，地肤子 30g，白花蛇舌草 20g，重楼 15g，益母草 15g，蚕沙 30g，甘草 6g。6 剂，水煎服，1 日 1 剂。并嘱病人：①停用一切化妆品及外擦药膏，用清凉开水洗脸或冷敷；② 2% 中药药渣水每日冷敷面部患处 2 次，脸部水未干时涂初榨食用橄榄油；③忌食辛辣油腻、番茄、蘑菇、花生、豆类、芒果等食物。二诊：病人面部潮红肿胀缓解十分之三四，瘙痒大减，二便调，舌红苔薄黄，脉弦。自诉有子宫肌瘤病史，时有腹胀、肠鸣。于上方中加入浙贝母 30g，山慈菇 10g，炒白芍 20g，枳壳 10g，7 剂。前后治疗 3 周，皮损明显缓解，巩固治疗数月，至今随访未复发。

按：本例病人感受湿热毒邪，郁于血分，血热生风，搏结于面部，故颜面潮红，瘙痒脱屑；日久血热生风化燥，风性上行，故见面部发病。治以凉血消风止痒、清利湿热解毒，用凉血消风散加味及独特的皮肤护理而获良效。

本病成因复杂，病情反复发作，时轻时重，治疗时必须与病人仔细沟通思想，说明本病治疗的困难，时间超长，反复发作是不可避免的，才能使病人与医生一条心，可以收到较好的效果。

九、对甲状腺腺瘤（囊肿、结节）的认识

甲状腺腺瘤为甲状腺良性肿瘤，属中医肉瘿范畴。《说文解字》说："瘿，项瘤也，从病婴声。"定位、定性清楚。关于本病形症古代文献有丰富的论述，如《普济方》说："夫气血凝滞，结为瘿瘤。瘿则忧患所生……其肉色不变者，谓之肉瘿。"《小品方》指出："其瘿病喜当颈下，当中央不偏两边也。"古代称之为"瘿"，今时呼其"瘤"，从古医籍来看古代认为瘿与瘤病因一致，形态、部位不同而已。正如《医学入门》说："盖瘿、瘤本共一种，皆痰气结成，惟形有大小，及生颈项、遍身之殊耳。"而《石室秘录》指出："瘿瘤不同，瘿者连肉而生，根大而身亦大；瘤者，根小而身大也。"

今之甲状腺瘤或甲状腺结节即古所称的"肉瘿"，本病术后有复发倾向，中医药防治其复发有优势。艾老在长期临床实践中积累了大量的经验，综合古文献，系统提出了防止本病复发的观点。

《外科正宗》说："夫人生瘿瘤之症，非阴阳正气结肿，乃五脏瘀血、浊气、痰滞而成。"《严氏济生方》《普济方》皆从气滞、血瘀、痰凝入论。艾老认为，肉瘿的发生是气、郁、瘀、痰四者结聚成核的产物，四者之中，痰尤关紧要，它是前者（气、郁、瘀）的产物，又是导致发生肉瘿的病因。肉瘿的发生，情志内伤是其主因。因肝主疏泄条达，如恼怒伤肝则疏泄失职，枢机不利，则气机郁滞。气为血帅，气行则血行，气滞则血瘀。一旦气机郁滞不去，郁久则造成血瘀，血瘀不消，积久化生为痰；如思虑过度，暗耗心脾，伤脾则升清降浊功能失常，易致水液积聚为痰为饮；心主血脉，心脉不利，易致血瘀络阻。正如《医学入门》说："痰乃津血所成，随气升降，气血调和，则流行不聚，内外感伤，则壅逆为患。"又说："人知气血为病，而不知痰病尤多。"说明了瘀血、痰浊交结为患与气机关系密切。本病总的病机是气、郁、瘀、痰四者合而为病，重点在气和痰，气、痰在病变中起主导作用。

艾老根据主要病机，在临床上将本病分为以下四型，并根据各型的不同，采用不同的理法方药。

气滞痰凝证：偶有情志不舒，兼之平素多痰，无意中发现项下肿块。舌苔薄

质常，脉弦。治宜疏肝行气，化痰散结为法。方用四逆散合二陈汤加山慈菇 6g，淡海藻 15g，淡昆布 15g，白芥子 15g。

肝阳上亢证：心烦易怒，失眠，口干，易饥，舌苔薄质红，脉弦滑。治宜疏肝泻火，化痰散结为法。方用丹栀逍遥散合二陈汤加合欢皮 15g，萱草 15g，杭菊花 15g，黄芩 15g，淡海藻 15g，淡昆布 15g。

气滞夹瘀证：发病日久，情志不畅，肿块中等硬，舌边有瘀点，脉弦。治宜疏肝行气，活血散结为法。方选逍遥蒌贝散加淡海藻 15g，淡昆布 15g，白芥子 15g，生黄芪 30～60g。

血瘀毒聚证：肿块日久，中等硬度，活动，表面欠光滑，或触之有结节，舌苔薄质淡红，脉弦。治宜活血化瘀，解毒散结为法。方用海藻玉壶汤加桃仁 12g，红花 10g，生黄芪 30～90g。

另外，艾老认为本病的治疗中需注意以下几点：

1. 淡海藻、淡昆布与甘草同用，以加强化痰软坚散结之功，此处不是为害的反药了，而是"相反相激，激之以溃其坚"。个中道理，诚如《本草纲目》言甘草反海藻"乃不为害，非妙达精微者，不知此理"。《本草纲目》瘰疬条下说："盖以坚积之病，非平和之药所能取捷，必命反夺以成其功也。"在临床上用之确有良效。用量一般甘草 3g，淡海藻 15g，淡昆布 15g。提示：不是医生者，不能自己抄方使用，否则后果自己承担。医者应当正确使用。

2. 肉瘿之成，时间难定，多则数年，少则数月，用药治疗，非数剂可愈，一般 1 个月为 1 个疗程，只要持之以恒，病人配合，效果很好。腺瘤愈之最速，囊肿是较难治愈的。

3. 凡治疗 3 个月无效者，应当建议进一步检查或手术治疗，一般都非单纯肉瘿一病了。

4. 手术之后复发，主要是气机不畅，痰浊内生。因此，整个治疗过程都必须疏肝理气，解郁散结，配以说理疏导为上。久治必用扶正之品。

5. 久病者当宜扶正，正不胜邪才致生病，扶正以祛邪，可收事半功倍之效。

6. 贝母乃化痰软坚散结之良药。《诗经》曰："陟彼阿丘，言采其虻。"朱子曰："虻，贝母也，采之以疗郁结之痰。"故疗郁结者每加之。

十、常用方药和特色疗法

1. 药对

（1）女贞子、旱莲草

女贞子：为植物女贞的成熟果实，味甘、苦，性凉，入肝、肾经，功可滋补肝肾、明目乌须发。本品性偏寒凉，适用于肝肾不足所致的目暗不明，须发早白，腰膝酸软，失眠多梦，盗汗潮热等。正如《本草纲目》记载："强阴，健腰膝，变白发，明目。"

旱莲草：味甘、酸，性寒，归肝、肾经，功效滋补肝肾、凉血止血。本品适宜于肝肾阴血亏虚兼血热之证，临床表现可见腰膝酸软、须发早白、失眠、遗精以及血热出血等。《本草纲目》言其"汁涂眉发，生速而繁"。又曰："乌髭发，益肾阴。"以上可见旱莲草除补益肝肾之外，不论外用、内服均可乌发生发。

二味合则为二至丸，合用以补养肝肾、滋阴止血，药少、力专，补而不滞，为平补肝肾之剂。艾老善将此二味作为药对加入主方中运用于脱发、白发、黄褐斑、银屑病、红斑狼疮等的治疗。

（2）菟丝子、泽泻

菟丝子：味辛、甘，性平，入肝、肾经。《名医别录》谓其有"主养肌，强阴，坚筋骨"的作用。此药具有补肾益精、养肝明目、安胎的功效。可用于腰膝酸痛、阳痿、早泄、遗精、遗尿、尿频余沥、耳鸣、头晕眼花、视力减退、先兆流产、带下等症。现代药理研究发现此药具有保肝、助阳和增强性活力等作用。

泽泻：别名甚多，如《药材资料汇编》称其天秃，《本草纲目》称其禹孙等。味甘、淡，性寒，归肾、膀胱经，功可利水渗湿、泄热通淋。主治小便不利，热淋涩痛，水肿胀满，泄泻，痰饮眩晕，遗精。

艾老遵六味地黄补、泻之意，二药配用治疗色素斑，菟丝子滋肾益精为其补，泽泻利水渗湿泻其浊，临证作为加减药对治疗黄褐斑效佳。

（3）钩藤、刺蒺藜

钩藤：味甘，性凉，归肝、心包经，功可清肝平肝、息风止痉。此外，本品性本轻清，可清透外感邪热，与解表药配伍可治外感病；配伍蝉蜕、薄荷等清肝疏肝平肝之药，有凉肝定惊之效。《本草纲目》述其可治疗"斑疹"，实为取其清肝疏肝止痉之用。

刺蒺藜：为蒺藜的干燥成熟果实，味辛、苦，性微温，有小毒，归肝经，功可平肝疏肝、祛风明目。本品除可治疗肝阳眩晕、肝郁不舒等病症外，尚有疏风止痒、祛风明目之功，用于肝风内动或外风所致的皮肤瘙痒等皮肤疾患疗效较佳。正如《本草求真》言其"凡因风盛而见目赤肿翳，并通身白癜瘙痒难当者，服此治无不效"。

艾老善用此二味，取其均可疏肝平肝，又可疏解表邪，用于白癜风、皮肤瘙痒等属肝气不舒兼有卫表不和之症效果较佳。

（4）黄精、椒目

黄精：又名老虎姜、鸡头参，性味甘、平，归脾、肺、肾经，功可补气养阴、健脾、润肺、益肾。主治：阴虚劳嗽，肺燥咳嗽，脾虚乏力，食少口干，消渴，肾亏腰膝酸软，阳痿遗精，耳鸣目暗，须发早白，体虚羸瘦，风癞癣疾。现代药理研究发现此药可降血压，降血糖，降血脂，有防止动脉粥样硬化、延缓衰老和抗菌等作用，黄精多糖具有免疫激活作用。

椒目：又名川椒目，气香，味辛辣、苦辛，性寒，《药性论》称其有小毒，归脾、肺、膀胱经，功可利水消肿、祛痰平喘。多用于水肿胀满、哮喘等疾。正如《唐本草》所云："主水，腹胀满，利小便。"

艾老临床常用黄精、椒目补肾利水而消肿，如治疗狼疮性肾病。但椒目此药对阴虚火旺者有忌服之禁忌，且红斑狼疮多为阴虚为本，故与黄精相配，二药同用一可利水消肿，二可滋阴固本，且利小便而不伤阴。

（5）琥珀、金钱草

琥珀：《名医别录》指出："主安五脏，定魂魄，杀精魅邪鬼，消瘀血，通五淋。"《本草蒙筌》中记载："利水道，通五淋，定魂魄，安五脏，破癥结瘀血。"《本草拾遗》述琥珀有"止血，生肌，合金疮"之功。可见琥珀可安神定魄，化瘀止血，生肌疗疮。而外科疾患中多瘀滞为患，古称疡科，且痒痛之证扰乱神志者尤其多见，故琥珀为中医外科常用药。

金钱草：味甘、咸，性微寒，归肝、胆、肾、膀胱经，功可利湿退黄、利尿通淋、解毒消肿。

　　二药合用，共奏散瘀止血、利尿通淋之效。艾老将此二味同用于下焦湿瘀互结之症，如前列腺疾病、湿疹、阴疮等效果佳。

　　（6）海藻、甘草

　　淡海藻：名出《尔雅》，《名医别录》作藻、落首。性味：苦、咸，寒，无毒。功能软坚散结。《神农本草经》指出："主治瘿瘤气，颈下核，破散结气，痈肿，癥瘕，坚气，腹中上下鸣，下十二水肿。"《名医别录》载："主治皮间积聚暴癀，留气热结，利小便。"《药性论》载："味咸，有小毒。主辟百邪鬼魅，治气疾急满，疗疝气下坠疼痛核肿，去腹中雷鸣，幽幽作声。"《海药本草》指出："主宿食不消，五鬲，痰壅，水气浮肿，脚气，奔豚气，并良。"

　　甘草：又名国老。性味：甘，平，归脾、胃、心、肺经，功可益气补中、缓急止痛、润肺止咳、泻火解毒、调和诸药。主治：倦怠食少，肌瘦面黄，心悸气短，腹痛便溏，四肢挛急疼痛，脏躁，咳嗽气喘，咽喉肿痛，痈疮肿痛，小儿胎毒，及药物、食物中毒。《神农本草经》曰："味甘，平，主治五脏六腑寒热邪气，坚筋骨，长肌肉，倍力，金疮，解毒。"《本草备要》指出："甘草……反大戟、芫花、甘遂、海藻，然亦有并用者。胡洽治痰癖，十枣汤加甘草；东垣治结核，与海藻同用。"

　　淡海藻功善软坚散结，甘草泻火解毒，两者虽为"十八反"之一，但艾老将其作为临证加减药对。辨证施治，用于痰核、瘰疬等外科病症，常收可效之功。

　　（7）乳香、没药

　　乳香：为树脂入药，味辛、苦，性温，归心、肝、脾经，功可活血行气止痛、消肿生肌。《本草纲目》载："乳香香窜，能入心经，活血定痛，故为痈疽疮疡、心腹痛要药。"本品内服可用于跌仆损伤、疮疡痈肿及气滞血瘀诸痛证；外用可疗疮疡破溃、久不收口，如海浮散。

　　没药：味辛、苦，性平，入心、肝、脾经，功能活血止痛、消肿生肌。本品功效、主治与乳香相近，常相须为用。

　　二味功用相近，乳香偏于行气伸筋；没药偏于活血化瘀。《医学衷中参西录·乳香没药解》述乳香、没药曰："二药并用为宣通脏腑，流通经络之要药。故凡心胃、胁腹、肢体、关节诸疼痛皆能治之……外用为粉以敷疮疡，能解毒消肿，生肌止疼。虽为开通之品，不至耗伤气血，诚良药也。"

艾老治疗带状疱疹神经疼痛，常用制乳香、制没药，根据病人年龄及病情酌量使用，疗效较好。乳香、没药生品气味重，胃肠功能差的病人食后反应很大，不宜使用。

（8）制首乌、白蒺藜

制首乌：味苦、甘、涩，性微温，归肝、心、肾经，功可补肝肾、益精血、乌须发、强筋骨、化浊降脂。用于血虚萎黄，眩晕耳鸣，须发早白，腰膝酸软，肢体麻木，崩漏带下，高脂血症。

白蒺藜：别名蒺藜，味苦、辛，性平，入肝经，功可平肝解郁、祛风明目。用于肝阳上亢之眩晕头痛，肝郁之胁痛，风热头痛，目赤肿痛，皮肤瘙痒等症。现代研究显示白蒺藜提取物能自然提升睾酮，增长力量，提高整体竞技状态，且无毒副作用。

艾老常用两药配伍来滋补肝肾，发现其滋补肝肾之阴而不滞，是补肝肾之佳品。近年来发现，制首乌炮制不好，药材不是正品时，对肾脏有一定的毒性。所以建议大家，一定要选正规炮制的、达标的制首乌使用，而且剂量一定要严格控制在安全范围内。长期服用的病人，需定期检查肝肾功能。

（9）仙鹤草、大枣

仙鹤草：别名众多，如《肘后备急方》称其为狼牙草，《本草图经》称其龙牙草，《天宝本草》称其为过路黄、毛脚鸡。性味苦、辛，平，归肺、肝、脾经，功可收敛止血，截疟，止痢，解毒。主治咯血，吐血，尿血，便血，赤白痢疾，崩漏带下，脱力劳伤，痈肿疮毒，阴痒带下，跌打、创伤出血。

大枣：味甘，性温，归脾、胃经，有补中益气、养血安神、缓和药性的功能。可用于治胃虚食少，脾弱便溏，气血津液不足，营卫不和，心悸怔忡，妇人脏躁。《神农本草经》载："主心腹邪气，安中，养脾，助十二经，平胃气，通九窍，补少气少津，身中不足，大惊，四肢重，和百药。"现代药理研究发现，红枣含有蛋白质、脂肪、糖类、有机酸、维生素A、维生素C、微量钙、多种氨基酸等丰富的营养成分。

艾老常配用二药治疗气血虚弱，以及血小板减少性紫癜等皮肤病症，意在补气血，升血小板，止血。仙鹤草止血，兼顾健脾，大枣补中益气养血，两者配合，即为标本兼顾，临证作为加减药对治疗气血虚弱及升血小板效佳。

（10）补骨脂、白蒺藜

补骨脂：在《本草图经》中又名补骨鸱，波斯语称婆固脂。味辛，性温，归肾经，功在补肾助阳，《本草纲目》称："治肾泄，通命门，暖丹田，敛精神。"主治肾虚冷泻，遗尿，滑精，小便频数，阳痿，腰膝冷痛，虚寒喘嗽。外用治白癜风。现代药理研究表明本品中含有的补骨脂素有使色素新生的作用。

白蒺藜：别名蒺藜，《神农本草经》指出："味苦，温，主恶血，破癥结积聚，喉痹，乳难，久服长肌肉，明目。"《药性论》说："味甘，有小毒。"入肝经，功可平肝解郁、祛风明目。用于肝阳上亢之眩晕头痛，肝郁之胁痛，风热头痛，目赤肿痛，皮肤瘙痒等症。

艾老喜二味药配对治疗白癜风，补骨脂补肾固本兼顾新生色素，白蒺藜活血祛风治其痒，临证效果佳。需注意白蒺藜祛风效果虽好，但有小毒，用量宜轻，一般不超过10g。

（11）石膏、冬桑叶

石膏：味辛、甘，性大寒，归肺、胃二经，具有清热泻火、除烦止渴的功能。主治外感热病，高热烦渴，肺热咳喘，胃火亢盛，头痛、牙痛。《名医别录》指出："味甘，大寒，无毒。主除时气，头痛，身热，三焦大热，皮肤热，肠胃中膈热，发汗，止消渴，烦逆，腹胀，暴气喘息，咽热，亦可作浴汤。"

冬桑叶：别名霜桑叶。性寒，味甘、苦，功可疏散风热、清肺润燥、清肝明目。主治：风热感冒，肺热燥咳，头痛头晕，目赤昏花。《日华子本草》载："暖，无毒。利五脏，通关节，下气，煎服。除风痛出汗，并扑损瘀血。"

本药对中石膏清泄肺热，使得内闭里热除，冬桑叶疏散风热，使表热得以宣散，外邪除则腠理自开，津液运行，经络通畅，邪随汗出。临证作为加减药对治疗腠理不开引起的皮肤病症疗效佳。

（12）山慈菇、猫爪草

山慈菇：《本草正义》称："山慈菇之名，始见于《嘉祐本草》，然陈藏器《拾遗》已有之，则名金灯，即其花也。能散坚消结，化痰解毒，其力颇峻。"《本草蒙筌》曰："味辛，苦。有小毒。生捣为拔毒敷药，频换则灵；焙研合玉枢神丹，必资作主。消痈疽无名疔肿，散瘰疬有毒恶疮。"张景岳说山慈菇"味甘微辛，有小毒"。归肝、胃、肺经，功可清热解毒、消肿散结。主治：痈疽恶疮，瘰疬结核，咽痛喉痹，蛇、虫咬伤。《本草乘雅半偈》曰："山慈菇，剥人面皮，化人疣赘。"

猫爪草：别名猫爪儿草、三散草。《中华本草》在猫爪草条下指出："味甘、辛，性平。归肝、肺经。""功能与主治：泻火解毒，化痰散结。主治瘰疬，结核，咽炎，疔疮，蛇咬伤及疟疾，偏头痛，牙痛。"

本药对中山慈菇善散坚消结、化痰解毒，猫爪草泻火解毒、化痰散结，二药常相须为用，作为临证加减药对，治疗痰核、瘰疬、瓜藤缠等皮肤疾病效果明显。

（13）皂角刺、白花蛇舌草

皂角刺：出自《本草衍义补遗》，又称皂荚刺、皂刺、天丁、皂角针、皂针。味辛，性温，归肝、胃经，功能搜风、拔毒、消肿、排脓。主治痈疽已溃，能引至溃处，甚验；疮毒，疠风，癣疮，胎衣不下。《本草纲目》曰："痈肿妒乳，风疠恶疮，胞衣不下，杀虫。"《本草衍义补遗》曰："治痈疽已溃，能引至溃处。"

白花蛇舌草：《中华本草》指出：出自《广西中药志》，又称蛇舌草、蛇舌癀、矮脚白花蛇利草、目目生珠草、蛇针草、蛇总管、白花十字草、尖刀草、甲猛草、铁沙尔等。味苦、甘，性寒。归心、肺、肝、大肠经。功能清热解毒、利湿抗癌、利尿消肿、活血止痛。主治肺热咳嗽，咽喉肿痛，肠痈，痈肿疮疡，毒蛇咬伤，热淋涩痛，水肿，痢疾，肠炎，湿热黄疸，癌肿。注意孕妇慎用。现代药理研究表明此药具有抗肿瘤、抗菌、抗炎作用，故现常用来治疗扁桃体炎、咽喉炎、阑尾炎、痢疾、尿路感染、黄疸、肝炎、盆腔炎、附件炎、痈肿疔疮、毒蛇咬伤、肿瘤等。

艾老常配用二药治疗痤疮等皮肤病，意在减少湿热浊污的生成，使毛囊皮脂腺的分泌通畅，不会热瘀毒聚而发病。皂角刺排脓消肿，白花蛇舌草清热解毒消肿，二药配合，临证加减用来治疗热毒蕴结之痤疮。

（14）白芥子、葶苈子

白芥子：出自《唐本草》，又名辣菜子（《中药志》）。味辛，性温，归肺、肝、脾、胃、心包经，功能化痰逐饮、散结消肿。主治咳喘痰多，胸满胁痛，肢体麻木，关节肿痛，湿痰流注，阴疽肿毒等。《医学入门》曰："利胸膈痰，止翻胃吐食，痰嗽上气，中风不语，面目色黄，安五脏，止夜多小便。又治仆损瘀血。"

《名医别录》指出："味辛，温，无毒。归鼻。主除肾邪气，利九窍，明耳目，安中。久服温中，又白芥子，主射工及疰气发无恒处，丸服之；或捣为末，醋和涂之，随手验也。"现代药理研究显示其具有抑制炎性渗出、增加腺体分泌、皮肤刺激、抑制甲状腺功能的作用。

葶苈子：出自《神农本草经》，又名大适、大室。《神农本草经》指出："味辛、苦，寒。治癥瘕积聚，结气，饮食寒热，破坚逐邪，通利水道。"《名医别录》载："大寒，无毒。下膀胱水，腹留热气，皮间邪水上出，面目肿，身暴中风热痱痒，利小腹，久服令人虚。"味辛、苦，性大寒，归肺、膀胱经，功能泻肺平喘、行水消肿。主治痰涎壅肺，喘咳痰多，胸胁胀满，不得平卧，胸腹水肿，小便不利。现代药理研究显示其具有强心、利尿作用，现常用来治疗肺源性心脏病水肿、腹水等。

艾老常配用二药治疗水湿泛滥所致的胸腹水，意在利水消肿。白芥子入肺经能化痰，葶苈子入肺、膀胱经可利水消肿，两者合用，可加强利水消肿之功，临证加减常用来治疗肺、脾、肾功能失调，水湿泛滥所致的胸腹水。由于二药皆有利水消肿之功能，故必须同时加入扶正药物，才能使邪去正安，正气不虚，邪不再来。

（15）马钱子、桑螵蛸

马钱子：出自《本草纲目》，又称番木鳖、苦实把豆儿。李时珍曰："状似马之连线，故名马钱。"味苦，性寒，有大毒，归肝、脾经，功能通络止痛、散结消肿。主治风湿顽痹，麻木瘫痪，跌仆损伤，痈疽肿痛，小儿麻痹后遗症，类风湿性关节炎。因其有大毒，故内服入丸、散一般用 0.3 ～ 0.6g，每日用量不超过 100mg 是安全的。本药有毒，必须经医生处理方可服用。外用可醋磨涂患处，研末吹喉或调敷。《本草纲目》曰："主治伤寒热病，咽喉痹痛，消痞块，并含之咽汁，或磨水嚼咽。"现代药理研究显示马钱子具有兴奋中枢神经、抑菌、麻痹感觉神经末梢、促进消化液分泌的作用。

桑螵蛸：出自《神农本草经》，又名团螵蛸、长螵蛸、黑螵蛸、螳螂巢、螳螂子、刀螂子、螳螂蛋、流尿狗。味甘、咸，性平，归肝、肾经，功能补肾壮阳、固精缩尿、止浊。主治遗精滑精，遗尿尿频，小便白浊。《药性论》："主男子肾衰，漏精，精自出，患虚冷者能止之。止小便利，火炮令热，空心食之。虚而小便利，加而用之。"

艾老常用二药配合治疗遗尿、阳痿等病症。马钱子可通络止痛，桑螵蛸益肾、固精、缩尿，两者合用，可加强益肾固精之功。临证加减常用来治疗肾虚不固之遗尿、阳痿等病。其中马钱子用量10mg，且在临睡时服用，因其有大毒，故非医师不能用。

（16）半夏、白芥子

半夏：出自《神农本草经》，言："主伤寒，寒热，心下坚，下气，喉咽肿痛，头眩，胸胀，咳逆，肠鸣，止汗。"又名三叶半夏、三叶老、三步跳、麻玉果、燕子尾。味辛，性温，有毒。归脾、胃、肺经，功能燥湿化痰、降逆止呕、消痞散结。用于痰多咳喘，痰饮眩悸，风痰眩晕，痰厥头痛，呕吐反胃，胸脘痞闷，梅核气；生用外治痈肿痰核。姜半夏多用于降逆止呕。《药性论》曰："消痰涎，开胃健脾，止呕吐，去胸中痰满，下肺气，主咳结。新生者，摩涂痈肿不消，能除瘤瘿。气虚而有痰气，加而用之。"必须注意：半夏需炮制后才能入药，生半夏有毒，不宜入煎剂口服。

白芥子：出自《唐本草》，又名辣菜子（《中药志》）。味辛，性温，归肺、肝、脾、胃、心包经，功能化痰逐饮、散结消肿。主治咳喘痰多，胸满胁痛，肢体麻木，关节肿痛，湿痰流注，阴疽肿毒等。《本草纲目》指出："白芥子辛能入肺，温能发散，故有利气豁痰、温中开胃、散痛消肿、辟恶之功。"现代药理研究显示其具有抑制炎性渗出、增加腺体分泌、皮肤刺激、抑制甲状腺功能的作用。

艾老常用二药配合治疗甲状腺瘤等病症，意在消肿散结。半夏可燥湿化痰、消痞散结；白芥子利气豁痰、散结消肿，两者合用，可加强化痰、消痞散结之功，临证加减常用来治疗痰湿凝聚之多种疾病。

（17）决明子、槐米

决明子：出自《神农本草经》，曰："主青盲，目淫肤，赤白膜，眼赤痛泪出……久服益精光……轻身。"味甘、苦、咸，性微寒，归肝、肾、大肠经，有清热明目、祛风湿、润肠通便之功。用于目赤涩痛，羞明多泪，头痛眩晕，目暗不明，大便秘结。现代药理研究证实，决明子辅助医药防治各种眼病、高血压、高血脂、肥胖和便秘，效果明显。同时，决明子还有抗病原微生物、保肝、促进胃液分泌等作用。

　　槐米：为豆科植物槐的花蕾，味苦，性微寒。归肝、大肠经。功善凉血止血、清肝降火、润肠通便。主治肠风便血，痔血，尿血，血淋，崩漏，赤白痢，目赤，疮毒，高血压，便秘等病症。《本草正义》记载："槐蕊，苦，寒。清心肺脾大肠之火，疗赤眼肿痛热泪，止吐血衄血、肠风下血、痈疽恶疮，尤解杨梅疮毒、下疳伏毒。"

　　艾老临床常配用二药治疗脂溢性皮炎、聚合性痤疮、瘰疬、暑疖、梅毒等证属湿热壅盛之相关皮肤病，以及肥胖、习惯性便秘、痔疮等。决明子清肝祛湿、润肠通便，降血压、降血脂效果显著；槐米入肝、大肠经，功善清肝经湿热、除阳明湿毒，二药合用旨在清肝火、祛湿、润肠通便。

　　（18）水蛭、虻虫、土鳖虫

　　水蛭：《神农本草经》记载："主逐恶血，瘀血，月闭，破血瘕，积聚，无子，利水道。"味咸、苦，性平，有毒。归肝经。功善破血、逐瘀通经。常用于癥瘕痞块，血瘀经闭，跌仆损伤。将活水蛭外用吸血，可消痈肿、丹毒。现代药理研究发现其有抗血栓、抗血小板聚集、抗凝血等功效。

　　虻虫：出自《本草经集注》。《神农本草经》称蜚虻。别名甚多，如虻虫又叫蜚虻、牛虻、牛蚊子、绿头猛钻、牛苍蝇、瞎虻虫、瞎蚂蜂、瞎蠓、牛魔蚊、牛蝇子、瞎眼蠓。味苦，性微寒，有毒，归肝经。《神农本草经》载："主逐瘀血，破下血积，坚痞，癥瘕，寒热，通利血脉及九窍。"用于癥瘕积聚，少腹蓄血，血滞经闭，仆损瘀血。虻虫单用者很少，多配伍为用，与水蛭是常用之药对。现代药理证实，虻虫与水蛭在抗凝血、抗缺氧、抗肿瘤、纤溶、扩张血管、保护组织缺血等方面的作用相似。

　　土鳖虫：又名䗪虫，首载于《神农本草经》，别名有地鳖虫、土元。味咸，性寒，有小毒，归肝经。功效破血逐瘀、续接筋骨。用于筋骨折伤，血瘀经闭，癥瘕痞块。《神农本草经》载："主治心腹寒热洗洗，血积癥瘕，破坚，下血闭，生子大良。"药理作用为抗血栓形成、抑制血小板聚集、提高心肌和脑对缺血的耐受力并降低耗氧量、抗动脉粥样硬化、保肝作用。

　　艾老常用上述三药配伍治疗血栓闭塞性脉管炎、动脉硬化性闭塞症、糖尿病足等疾病，属中医"脱疽"范畴，多因寒湿及外伤血瘀等瘀阻经脉，致气血不能到达肢端，肢端失去气血之濡养所致。治宜温经回阳，佐以和腠理、补气血，上三药合用共奏破血逐瘀、通经止痛之效。临床配合各种外治法效果更佳。

（19）水蛭、蜈蚣、丹参

水蛭：《神农本草经》载："味咸，平。主逐恶血，瘀血，月闭，破血痕，积聚，无子，利水道。"《本草拾遗》记载："人患赤白游疹及痈肿毒肿，取十余枚，令唼病处，取皮皱肉白，无不差也。"味咸、苦，性平，有小毒，归肝经。气腥善行，入血破散。该品破血力大，适用于瘀血停滞引起的经闭、肿瘤包块及跌打肿痛等病症。

蜈蚣：《神农本草经》载："味辛，温。主鬼注，蛊毒，唼诸蛇虫鱼毒，杀鬼物老精，温疟，去三虫。"味辛，性温，有毒，归肝经，功效为息风镇痉、攻毒散结、通络止痛。用于小儿惊风，抽搐痉挛，中风口㖞，半身不遂，破伤风，风湿顽痹，疮疡，瘰疬，毒蛇咬伤。药理研究表明蜈蚣有明显的抗惊厥作用，对结核杆菌及多种皮肤真菌有不同程度的抑制作用；还有改善微循环、镇痛、抗炎的作用。

丹参：《神农本草经》记载："味苦，微寒。主心腹邪气，肠鸣幽幽如走水，寒热积聚，破癥除瘕，止烦满，益气。"入心、心包、肝经。功效为祛瘀止痛、活血通经、养血安神、清心除烦、排脓生肌。用于胸肋胁痛，风湿痹痛，癥瘕结块，疮疡肿痛，跌仆伤痛，月经不调，经闭痛经，产后瘀痛等。现代药理研究表明丹参含丹参酮、原儿茶醛、原儿茶酸、丹参素、维生素 E 等，有保护心肌、抗炎止痛、抗血小板聚集等多种功效。

艾老常用上三味药配伍治疗带状疱疹后遗神经痛。带状疱疹属中医"蛇串疮"范畴，该病后期久病入络，水蛭功善活血破瘀通经，蜈蚣搜剔络邪、通络止痛，丹参入心、肝经，功善活血通经止痛，兼可清心除烦，对带状疱疹后遗神经痛功效显著。临床应用还可临证配伍理气、温通、扶正之品，效果更佳。

（20）木瓜、紫苏叶

木瓜：《本草纲目》曰："木瓜所主霍乱、吐利、转筋、脚气，皆脾胃病，非肝病也。肝虽主筋而转筋则由湿热、寒湿之邪袭伤脾胃所致，故筋转必起于足腓。腓及宗筋皆属阳明，木瓜治转筋，非益筋也，理脾而伐肝也。土病则金衰而木盛，故用酸温以收脾肺之耗散，而借其走筋以平肝邪，乃土中泻木以助金也。木平则土得令而金受荫矣。"《名医别录》曰："主治湿痹邪气，霍乱，大吐下，转筋不止。"木瓜味酸，性温，无毒，归肝、脾经。功效为舒经活络、化湿和胃、平肝祛风、散瘀活血。主治吐泻腹痛、腓肠肌痉挛、湿痹、痢疾、黄疸、脚气、腰膝酸软无力等症。

紫苏叶:《神农本草经》曰:"气味辛微温无毒，主下气，杀谷，除饮食，辟口臭，祛邪毒，辟恶气。"《日华子本草》曰:"补中益气，治心腹胀满，止霍乱转筋，开胃下食，并一切冷气，止脚气，通大小肠。"本品味辛，性微温，无毒，归脾、肺经。功效为发表散寒、理气化湿。常用于风寒感冒、咳嗽呕恶、胎动不安、鱼蟹中毒、吐泻转筋。现代药理研究表明，紫苏叶有解热、抑菌、升血糖、促凝血、促胃肠动力、镇静等作用。

艾老常用木瓜配紫苏叶治疗脚转筋，西医称之为"腓肠肌痉挛"，中医称之为"足挛急"。木瓜理脾和胃化湿、舒筋通络，可以收敛脾肺耗散之气，脾肺在五行中分属土金二行，还能泻肝木之气；紫苏叶理气化湿和胃，助木瓜功效，二药合用治疗脚转筋效甚佳。

（21）黄芪、鸡血藤

黄芪:又名黄耆。《神农本草经》曰:"主痈疽，久败疮，排脓止痛，大风，癞疾，五痔，鼠瘘，补虚，小儿百病。"黄芪味甘，性微温，归肺、脾经。有益气固表、敛汗固脱、托疮生肌、利水消肿之功效。黄芪的药用迄今已有2000多年的历史，是补气药之佳品，现代药理研究发现其具有增强机体免疫功能、保肝、利尿、抗衰老、抗应激、降血压和较广泛的抗菌作用。

鸡血藤:味苦、甘，性温，归肝、肾经。功效为行血补血、舒筋通络。临证时多用于手足麻木，肢体瘫痪，风湿痹痛，妇女月经不调、痛经、闭经等症。现代药理研究发现其有扩血管、抗炎等作用。

艾老多用二药配伍补益气血、活血通络，效佳，取"气为血之帅""气行则血行"之意，适用于气虚血瘀、血脉瘀滞诸病。

2. 常用内服方剂

（1）五味消毒饮

【药物组成】金银花15g，蒲公英30g，野菊花15g，紫花地丁15g，天葵子10g（重楼代之，或加入重楼疗效更佳）。

【功效】清热解毒。

【临床应用】古方主治疗疮之疾，现为治疗疮疡的清热解毒之重剂。可用于治疗湿疮、痤疮、白疕、药毒等热毒炽盛之证候的皮肤病。

【医家分析】

五味消毒饮原方出自《医宗金鉴》，由金银花、野菊花、蒲公英、紫花地丁、紫背天葵子五味药组成，具有清热解毒、消散疗疮之功。方中金银花味甘，性寒，气味芳香，《本草纲目》称其治"一切风湿气及诸肿毒、痈疽疥癣、杨梅诸恶疮，散热解毒"。今人认为金银花清透疏表，兼走气血分，解热毒，为治痈要药，故为本方君药。野菊花味苦以降泄，辛以行散，为治疗痈之良药，其根叶茎花俱可用。蒲公英主入肝、胃二经，散热解毒之余亦可通淋利尿，为消痈散结之佳品。紫花地丁入心、肝二经，可清热解毒，凉血消痈，治痈肿疔毒属阳证者是其所长。今用重楼代紫背天葵，虽然两者皆可清热解毒消肿，用于疗疮痈肿，咽喉肿痛，毒蛇咬伤，跌仆伤痛等疾患，但重楼苦寒，入肝经，又可化瘀止痛，凉肝定惊，用于治疗阳证疮疡类皮肤病效果更好。野菊花、蒲公英、紫花地丁、重楼共为臣佐药。金银花入肺、胃经，解上焦之热毒；野菊花入肝、胃经，专清肝胆之火，解中焦之热；蒲公英可利水通淋，泻下焦湿热，三药相配，共清三焦气分热毒；紫花地丁、重楼均入血分，善清血分之热结，亦能入三焦，善除三焦之火。另外，《医宗金鉴》原文中载有本方煎服法："水二盅，煎八分，加无灰酒半盅，再滚二三沸时，热服。渣如法再煎服，被盖出汗为度。"本方以无灰酒煎煮既可借酒之力助散肿解毒之功，又无助湿生痰之弊。须"热服，被盖出汗为度"以达三焦通畅，营卫调和。诸药合用，气血同调，三焦并治，可使毒散、肿消、痛解。

临床上本方广泛用于内科、外科、妇科、儿科、五官科、皮肤科等多学科。古法主要用于中医外科疮疡病的治疗。现代药理研究表明，其具有广谱抗细菌、真菌、病毒、肿瘤作用，并具有对细菌耐药性低、抗炎、调节免疫之优势功效。

【病案举例】

吴某，男，20岁，2014年8月15日就诊。病人反复面颈部红色丘疹、脓疱1年余，平素口干、饮水多，易生口腔溃疡，二便尚可，自发病以来病人曾口服米诺环素，外用克林霉素磷酸酯凝胶及中药软膏、挑治等，效果不佳。病人诉平时口气较重，为此每日刷牙3～5次，尤为苦恼。就诊时病人满面红赤、额头、双侧面颊、下颌部密集有针尖至绿豆大小丘疹、脓疱，部分丘疹中央可见小脓点。舌暗红，苔薄黄腻，脉弦数。综合四诊，诊断为痤疮，此乃肺胃热毒积聚夹湿为患。治则：清热解毒，除湿消肿。内治方选：五味消毒饮加土茯苓30g，丹参、赤芍各12g，黄芩15g，苏叶15g，香薷10g。外治：予火针、挑治。2014年8月21日复诊，视其原皮损处留有色素沉着，有少许新发丘疹和脓疱，自诉口气、口干、口渴明显减轻。药中病机，前方再进5剂，再无新发皮疹。后予五味消毒饮合四君子汤、五苓散加减善后。前后治疗月余，病情缓解。

按： 痤疮属于中医所称"粉刺""肺风粉刺""面疱"等。青年人素阳热偏盛，若饮食不慎，嗜食肥甘厚腻、辛辣之味，则助热生湿熏蒸于面；加之蜀地气候潮湿，内湿与外湿相合，如皮肤不洁，则湿热浊污使毛孔堵塞，导致本病。五味消毒饮有清热解毒、消散疔疮之效，故为主药；加丹参、赤芍以活血化瘀，使毛脂排泄通畅，共为臣药；土茯苓清热燥湿；黄芩去肺胃积聚之热毒；苏叶、香薷化湿，为佐使药。诸药合用，全方共奏清热燥湿、解毒消肿之功效。本病后期以清热、除湿、健脾善后，进一步巩固疗效。

（2）黄连解毒汤

【药物组成】黄连10g，黄芩15g，黄柏10g，炒栀子15g。

【功效】清热泻火。

【临床应用】古方载其治三焦火热毒盛之证。其为外科清热泻火之要剂。可治湿疮、白疕、药毒等疾，而现小便黄赤，舌红苔黄，脉数有力之症状者。

【医家分析】

本方出自《肘后备急方》"治伤寒时气温病方"，主治"烦呕不得眠"，有五味药，无方名，后来又名为火剂汤（《脉因证治》）、三黄解毒汤（《医学心悟》）。黄连解毒汤方名出自《外台秘要》卷一引崔氏方，主治"大热盛烦呕呻吟错语不得眠"。本方由黄连、黄柏、栀子、黄芩四味大苦大寒之药组成。其中黄连味苦，性寒，《本草纲目》曰："元素曰：黄连性寒味苦，气味俱厚，可升可降，阴中阳也，入手少阴经。其用有六：泻心脏火，一也；去中焦湿热，二也；诸疮必用，三也；去风湿，四也；赤眼暴发，五也；止中部见血，六也。"其既能入心泄君火，又可清泄中焦湿热之邪，故为君药。以黄芩为臣，清上焦之火。黄柏入下焦，清热燥湿，泻火解毒，用于疮疡肿毒，内服外用皆效。栀子入三焦，为"治热病心烦、躁扰不宁之要药"，可散三焦火邪，防其扰乱心神；又栀子清热利湿，可导热下行从小便而去。故黄柏、栀子为佐，助君臣清热泻火解毒之功。诸药合用，共奏清热泻火，解毒消肿之功。方中药物，苦以燥湿坚阴；寒能直折炽盛之邪火。凡三焦火毒之证，无论大热烦躁，口燥咽干，失眠，或热盛动血之吐血、衄血，或湿热蕴结之黄疸，抑或是外科疮疡，并兼治之。

后世则将本方用来主治一切实热火毒病症，其病邪或充斥营血，或聚焦于某些脏腑，或存在于体表某些部位。现代药理研究发现黄连解毒汤有抗菌、抗内毒素、解热镇痛抗炎、抗氧化、清除自由基等作用。目前本方运用于精神神经疾病、消化系统疾病、皮肤病、血液和造血系统疾病等多系统疾病的治疗。

【病案举例】

余某，女，43岁，2015年6月7日初诊。左侧小腿外侧红斑，伴肿胀、疼痛1天。1天前，病人突然左侧小腿出现针刺样疼痛，见绿豆大小红斑，无水疱，以为蚊虫叮咬无事，未立即治疗。后红斑面积逐渐变大至鸡蛋大小，伴肿胀、疼痛，头身酸痛，烦躁，乏力，口干渴，小便黄赤，平素有大便干燥。查体：左侧小腿外侧可见约7cm×6cm大小红斑，边境不清，未见水疱、破溃。舌红，苔黄厚腻，脉弦数。诊断：虫咬皮炎（湿热蕴结，火毒炽盛）。治宜清热利湿，解毒消肿。方用黄连解毒汤加土茯苓30g，薏苡仁20g，泽泻、连翘、牛膝、赤芍、牡丹皮各10g，甘草6g，水煎服，日1剂。外用金黄散（开水调和，微温敷贴为妙）。服药至2剂，皮损颜色变淡，身体轻快；服药3剂，红斑缩小至钱币大小，未诉特殊不适。后以外敷金黄散收全功。

按：此例病人虽应为毒虫咬皮炎，但病人一身湿热火毒炽盛之象，治疗重点在于予黄连解毒汤加味迅速清解热毒、利其湿热，以防毒邪走散逆犯心包。方中黄连解毒汤清热泻火、解毒燥湿之功效在意料之中；土茯苓、泽泻、薏苡仁加强祛湿解毒之力；牛膝、牡丹皮、赤芍凉血护心；连翘为疮家要药，且可清热解表，给邪气以出路。内治固然重要，然而以金黄散外敷，早期使用箍围病灶促其消散，其效宏且速，不可小视！诸药相伍，内外并治，疗效甚佳。

（3）百合知母汤

【药物组成】百合20g，知母10g。

【功效】清热养阴润肺。

【临床应用】热病后期余热未尽，津液已伤，阴虚内热诸证。临床可用于治疗红皮病、红斑狼疮、激素依赖性皮炎、风热疮、口腔溃疡等疾病见阴虚内热证候者。

【医家分析】

本方始见于《金匮要略·百合狐惑阴阳毒病证治第三》，曰："百合病，发汗后者，百合知母汤主之。"用于百合病误以汗法，致重伤津液之证。尤怡在《金匮要略心典》中称："百合味甘平微苦，色白入肺，治邪气，补虚清热……用知母者，以发汗伤津液故也。"此方君药以百合，甘凉清肺；佐以知母，救肺之阴，使膀胱水脏知有母气，救肺即所以救膀胱，是阳病救阴之法也。原文本方煎服法"更以泉水二升，煎取一升"，意在取泉水清热利尿之性。全方看似只有二味药组成，易忽略煎药之泉水。上三味相合、相成，共奏清热养阴润肺之功，主治百合病，发汗后，心烦口渴者。百合病以精神恍惚不定，伴有口苦、小便赤、脉洪数等为临床特点，病因病机为热病以后余热未清，或情志不遂郁而化火，致阴虚内热。本方为治疗精神、情志疾病的经典方剂。

本方原为治疗百合病发汗后重伤津液者。近年来，百合知母汤治疗疾病的范围比较广泛，凡病见阴虚内热或心烦不安之征，都可随症加减，并都取得了一定的疗效，充分体现了中医"异病同治"的治则和优势。若病人夜不能寐，加酸枣仁、合欢花、柏子仁、远志；喜悲伤欲哭，合甘麦大枣汤；惊悸不宁，加龙骨、牡蛎、珍珠母；善太息，加柴胡、白芍、合欢花；热病后期，余热未尽，若兼气虚加太子参、西洋参、麦冬、天冬；阴虚夹痰者，加桔梗、贝母；阴虚较重者，加玄参、生地黄；外感余热未尽，舌津不足，口干饮少者加白薇、玉竹或与泻白散（桑白皮、地骨皮、粳米、甘草）合方治之；肺结核阴虚咯血，加白及、仙鹤草、三七粉等。

【病案举例】

李某，女，40岁，2014年7月12日因颈背部、双上臂皮肤瘙痒，伴皮疹肥厚1年余就诊。1年前，病人因劳累后出现颈部皮肤瘙痒，后瘙痒面积增大，逐渐累及双上臂，皮肤粗糙变厚，夜间瘙痒尤重。病人先后多次就诊于西医医院，外用激素软膏，口服抗组胺药、美能等后，瘙痒可缓解，但病情反复。病人诉来就诊前1个月因瘙痒无法入睡，每晚口服艾司唑仑，勉强可以保障每晚3～4小时睡眠，苦恼至极。望其面色：两颧潮红，唇色鲜红，问其是否夜间易汗出，病人连连称是，并诉自青年起便受盗汗之苦。查病人皮损：见颈部、双上臂皮肤粗糙、肥厚，散在皮屑，较多抓痕、血痂。舌红少津液，少苔，脉弦细数。综合四诊，诊断为神经性皮炎，此乃肺肾阴虚，化燥生风为患，外治予院内自制熊珍软膏，内服处以百合知母汤加酸枣仁 20g，合欢皮 20g，生地黄 15g，黄精 15g，丹参 10g，赤芍 10g，龙骨 20g。2014 年 7 月 22 日复诊，病人诉仍盗汗，但瘙痒明显减轻，睡眠好转，视其原皮损较前有所变薄，皮屑减少。继以前方加牡蛎、防风各 10g，嘱病人常服六味地黄丸。治疗近 1 个月，病人盗汗止，已停用艾司唑仑，正常睡眠，皮损基本缓解，渐渐消退。

按：神经性皮炎相当于中医的摄领疮，以其皮损厚而且坚得名。本例病人系由素体阴虚，肌肤失于濡养，生风所致。治疗重点在于滋阴润燥，祛风止痒。百合知母汤重在益肺阴，然而肾为先天之本，阴阳之根，若独治肺则失其旨，故予地黄、黄精补肾阴则肺阴化源充足，此即补肾固金之法；以丹参、赤芍凉血和血以息风止痒；以酸枣仁、合欢皮、龙骨安神止痒。上药合用，诸症息减，获得良效。

（4）玄麦甘桔汤

【药物组成】玄参 15g，麦冬 10g，桔梗 10g，甘草 6g。

【功效】养阴润肺，清热解毒。

【临床应用】气阴亏虚，虚火灼肺，口鼻干燥，咽喉肿痛，以及慢性咽炎。临床可用于红斑狼疮、天疱疮等见咽痒、干咳等证候者。

【医家分析】

本方为益阴解毒的基础方，方中君药玄参，味甘、苦、咸，性寒。功可清热凉血，滋阴解毒。《神农本草经百种录》谓"惟玄参宁火而带微补"；《本经疏证》述其"能于火气之郁伏者发而化之，散漫者泄而化之"，可见玄参清而无暴折阳气、冰伏之患。臣药以麦冬养阴润肺，益胃生津，《神农本草经》述其"主心腹结气，伤中，伤饱，胃络脉绝，羸瘦，短气。"徐大椿称："麦冬甘平滋润，为纯补胃阴之药。后人以为肺药者，盖土能生金，肺气全恃胃阴以生，胃气润肺自资其益也。"故麦冬养胃阴以助肺气。佐以桔梗、甘草以开宣肺气，解毒利咽，祛痰排脓，二药合用清热解毒宣肺之力更强，甘草兼能调和诸药。《伤寒论》将甘草、桔梗合而成桔梗汤方以解毒利咽，用于"少阴病，二三日，咽痛者"。诸药合用共奏养阴润肺，清热解毒之功。

现代药理研究显示玄参具有抗菌解毒作用，麦冬提取物具有抗缺氧、增强免疫、抑菌作用，甘草可抗炎、抗病毒。全方具有促进组织修复，提高免疫力的作用。

目前本方用于多种疾病，属阴虚肺热之证者均可加减取效。又阴虚质燥之体，热毒久伤，往往致阴虚加重或壮火食气，形成气阴两虚之证，本方既清热毒，又可养阴润肺，可作为基本方化裁使用。

【病案举例】

宁某，女，35岁，2014年7月19日因反复躯干部红斑、丘疹伴鳞屑6个月，复发3天来就诊。6个月前病人因外感出现高热，后经治疗外感痊愈，高热消退，但躯干部出现少许粟粒样大小红斑、丘疹，搔抓后见白色鳞屑，偶有瘙痒，皮损逐渐发展至整个躯干，部分融合成片。3个月前，于某医院行皮肤活检术，提示银屑病，予复方甘草酸苷、葡萄糖酸钙等静滴，外用软膏（不知名）后皮损缓解。后皮损反复发作，均通过输液等治疗后缓解。3天前，洗澡后受凉，随后上述皮损复发。就诊时病人躯干部密集有粟粒至绿豆大小红斑、丘疹，表面覆有白色鳞屑，皮损处干燥，瘙痒剧烈。病人频频干咳，自诉咽部不适，偶有夜间低热。舌红苔少，脉浮数。中医辨证为阴虚肺热，兼感风热。治宜养阴润肺，清热解表，佐以利咽。处以玄麦甘桔汤合二至丸加鸡血藤20g，牡丹皮10g，芦根30g，黄芩15g，忍冬藤15g，苦参10g，龙骨15g，青蒿15g，冬桑叶10g。外用白疕软膏、愈肤膏。上方连服10剂，皮损及瘙痒已基本缓解。

按： 本病即中医学称"白疕"。病人高热后发病，因热伤津耗液，且女子素来不足于阴血，营血虚，肌表失养；加之摄生不慎，感触外邪，致本病复发。然而本病病位主要在肺，予玄麦甘桔汤养肺阴，宣肺利咽；二至丸、牡丹皮凉血滋肾水，共奏"金水相生"之功；芦根、黄芩宣肺清热化痰，使邪热去；鸡血藤养血活血助诸药滋养之力；苦参、龙骨止痒安神；全方用少量桔梗、忍冬藤、青蒿、冬桑叶以解表祛邪，给邪气出路。

（5）加味补血解毒汤

【药物组成】生黄芪40g，黄柏15g，山药30g，金银花藤30g，桔梗10g，当归 10g，连翘 15g，牡丹皮 15g，川牛膝 15g，生甘草 10g。

【功效】清解余毒，调和营卫，祛腐生肌。

【临床应用】一切疮疡溃后或溃疡久不收口。主要应用本方治疗各种原因引起的慢性溃疡。

【医家分析】

全方中生黄芪、山药、生甘草理脾胃，扶正气，托毒生肌；黄柏、金银花藤、连翘、桔梗清解邪毒；当归、牡丹皮、川牛膝理血和营。其中重用生黄芪，其味甘，性微温，归脾、肺经，功在补脾升阳，益肺固表，利尿消肿，托毒生肌；黄芪合山药、甘草益气健脾，体现了"重视调理脾胃的思想"，脾胃健运则可将疮疡邪毒化于无形而解。金银花藤、连翘清热解毒，兼能疏解肌表；黄柏清热燥湿解毒、退虚热；桔梗开宣肺气，载药达于体表，四药相合清解疮疡溃后余毒。当归味甘、辛，性温，归心、肝经，补血活血，与黄芪相合取"当归补血汤"意补气生血；牡丹皮清热凉血，活血散瘀，兼清虚热；川牛膝归肝、肾经，可活血祛瘀，补肝肾，强筋骨，引火下行及利水通淋，四药同用化瘀以生新。诸药合用则气血化源足，营卫调和，疮疡余毒得解，有推陈出新之功，促使溃疡早日愈合。

本方体现了注重调理脾胃的学术思想，正如《外科正宗》中所述"外科尤以调理脾胃为要"。脾胃运化正常，运行不息，生化无穷，则气血充盛，五脏六腑得以充养，百病不生。《素问·生气通天论》云"营气不从，逆于肉理，乃生痈肿"，本方从疮疡形成的根本病机为出发点，适用于一切疮疡溃后或溃疡性疾病的治疗。

【病案举例】

常某，男，59 岁，2014 年 7 月 20 日就诊。病人因反复双下肢溃疡 5 年来治疗。7 年前于当地医院行血管彩超后诊断为双下肢静脉曲张；5 年前双下肢开始出现散在少许黄豆至鸽子蛋大小浅溃疡，多次于当地医院经抗感染、艾利克湿敷、红外线照射等治疗后缓解，但溃疡反复发作，有逐渐加重趋势。半个月前，病人外伤后双下肢先后出现多个小溃疡面，伴疼痛，经治疗后无好转。就诊时查体：双下肢胫前见芝麻至黄豆大小的浅溃疡，伴剧烈疼痛，少许脓血夹杂的分泌物，肉芽欠新鲜，部分溃疡上覆痂壳。舌红苔黄腻，脉濡。中医诊断为臁疮，乃湿热瘀阻、邪毒留恋所致。予加味补血解毒汤加玄参 20g，苍术 12g，薏苡仁

20g，水煎服，1 日 1 剂。皮损处予艾利克浸泡后，用生理盐水清洁，揭去痂壳，较大溃疡予七星丹飞布换药（见丹星点为度），余皮损处用艾利克（生理盐水稀释 5 倍）换药，再用无菌纱布包扎固定，每日换药 1 次。治疗 1 周后，较小创面基本愈合，较大皮损面明显缩小，脓水减少，肉芽新鲜。再以原方去川黄柏、苍术，如法煎服。予皮损处用艾利克（生理盐水稀释 5 倍）换药，并用无菌纱布包扎固定。又经治疗月余后，全部溃疡面基本愈合。

按：中医学认为臁疮的病因病机以湿热邪毒蕴结、气血瘀滞为主，本病病人溃疡反复发作，邪毒滞留肌腠之间，久病之后，正气必虚，正邪交争则缠绵不愈。予加味补血解毒汤加减治疗，即补血解毒汤和四妙散、四妙勇安汤合方运用，达到清热除湿解毒、益气托毒生肌之效，故治之甚为合宜。本方用药君、臣、佐、使配伍精当，药味少，力峻猛，临床依症加减化裁，故获佳效。本病治疗的另一大特点是外用丹药，七星丹为院内我科使用数十年的传统制剂，具有拔毒提脓、祛腐生肌之功，达到推陈出新的目的。本案外治与内治合用，相得益彰。

（6）凉血消风散

【药物组成】水牛角粉 15g，生地黄 20g，牡丹皮 15g，僵蚕 15g，龙骨 20g（缺龙骨可用石决明代替），紫荆皮 20g，甘草 6g。

【功效】清热凉血，解毒止痒。

【临床应用】湿疹、银屑病、荨麻疹、玫瑰糠疹、药物性皮炎等皮肤病属血热生风化燥者。

【医家分析】

本方受《外科正宗》消风散启发自创而成，为艾老经验方之一。《外科正宗》之消风散重在祛风除湿，而本方则侧重于凉血清热解毒佐以祛风。方中水牛角粉清热凉血、解毒化斑；生地黄清热凉血、养阴生津；牡丹皮清热凉血、活血散瘀；僵蚕、紫荆皮解毒散结、祛风止痒；龙骨重镇安神、平肝潜阳；甘草调和诸药。水牛角、生地黄、牡丹皮同用，取"犀角地黄汤"之意，入血分而凉血解毒。僵蚕配龙骨，一宣一降，散收并用，对瘙痒有奇效。诸药合用，共奏清热凉血，解毒止痒之功。

实验研究证实本方具有显著的抗组胺、降低毛细血管通透性、减少炎症渗出、抗毒素等作用。临床应用时宜随症加减：皮损紫暗者，加茜草、赤芍、鸡血藤；皮损干燥、鳞屑厚多者，加玄参、麦冬、女贞子、旱莲草；腹胀、便溏者，加苍术、陈皮、大腹皮；眠差者，加酸枣仁、珍珠母；舌苔厚腻者加苍术、藿香、佩兰；瘙痒甚者，加徐长卿、地肤子、苦参。

【病案举例】

李某，女，34岁，因"全身红斑、丘疹伴鳞屑3年，复发4天"于2015年4月15日来我院门诊治疗。3年前，病人因进食辛辣后，躯干出现数个绿豆大小红斑、丘疹，无鳞屑，未予重视。后皮损逐渐泛发至全身，上覆鳞屑伴瘙痒。病人曾多次经中西医治疗后好转，但每因饮食不慎或受凉后易复发。4天前，病人感冒后上述皮损复发，自行外用药物后无缓解。刻诊症见：全身散发针尖至绿豆大小红斑、丘疹，色鲜红，上覆银白色鳞屑，刮除鳞屑可见明显的薄膜现象和点状出血，皮损干燥，尤以躯干、四肢为甚。舌质红，苔薄黄，脉滑数。诊断为银屑病（白疕），证属血分郁热，化毒生风。治宜凉血清热，解毒祛风。方用凉血消风散加减：水牛角粉20g（先煎），生地黄20g，牡丹皮15g，僵蚕15g，龙骨20g，紫荆皮20g，玄参20g，磁石15g，地肤子20g，生甘草6g。7剂，水煎服，每日1剂。

二诊：病人皮损颜色较前稍有变淡，瘙痒减轻，无新发皮疹。病人诉心中郁结、眠差，予上方去磁石、地肤子，加柴胡10g，白芍20g，合欢皮20g。10剂，每日1剂，水煎服。

三诊：皮损颜色变淡红，鳞屑减少，部分皮损消退。上方加女贞子、旱莲草、南沙参、白术，继服10剂。巩固治疗1个月，皮损基本全部消退。嘱病人避风寒、慎饮食、调情志、防复发。

按： 银屑病属于中医"白疕"范畴。艾老认为，血分郁热是该病重要的发病机制，贯穿白疕的始终。该病人反复发作，多因饮食、外感而诱发。本次发病短暂，疾病处于进行期，中医辨证为血热生风化毒，故治以凉血消风散加味直折血分邪热；病人病情稳定后，加入滋阴养血开窍之品，同时加强顾护脾胃，收善后之功。

（7）简化消风散

【药物组成】忍冬藤30g，连翘15g，牡丹皮15g，川射干15g，龙骨20g，紫荆皮 20g。

【功效】疏风清热，解毒止痒。

【临床应用】荨麻疹、湿疹、神经性皮炎、银屑病等皮肤病属风热之证者。

【医家分析】

本方为艾老治疗风热证皮肤病的经验良方。凉血消风散易僵蚕为川射干，易水牛角粉、生地黄为忍冬藤、连翘即为本方。两方相较，凉血消风散重在入血分，而本方重在走气分，解表疏风，清热解毒止痒。方中忍冬藤清热解毒、疏散风热；连翘清热解毒、消肿散结、疏散风热，二味药气味芳香，相合而用透散卫表邪气的同时，兼顾了皮肤疾病多从阳化热化的特点。牡丹皮清热凉血，活血散瘀，兼清虚热；紫荆皮，味苦，性平，活血行气，消肿止痛；川射干清热解毒、祛痰利咽，为入咽喉治咽痛的要药。三者之中前两者入血和营，且取"以皮治皮"之意；因"温邪上受，首先犯肺"，风热之邪侵犯机体，需从咽喉入于肺，即咽喉为抗邪第一要地，故加入射干主利咽喉。龙骨平肝潜阳息风，镇静安神，生肌敛疮，一者取其安神之效，再者取其敛降之性。诸药合用，共奏清热解毒，疏风止痒之功。

艾老将本方作为荨麻疹、寻常型银屑病、湿疹、神经性皮炎等多种疾病属风热证的基础方加减运用。随症加减：风团鲜红、灼热者，可加生地黄、赤芍、黄柏、地骨皮等；瘙痒甚者，加地肤子、浮萍、苦参；皮损肥厚者，加赤芍、天葵子、猫爪草等；口渴者可加玄参、天花粉等；大便秘结者可加决明子、瓜蒌仁、火麻仁；眠差者可加合欢皮、珍珠母、首乌藤。

【病案举例】

冯某，女，26岁，因"全身红色风团伴瘙痒1个月，加重3天"于2014年7月20日前来我院就诊。病人1个月前无明显诱因全身泛发蚕豆大小红色风团伴瘙痒，部分融合成片，无气紧、心慌，自诉咽部轻微梗阻感，于某三甲医院诊断为"急性荨麻疹"，经静滴地塞米松、葡萄糖酸钙，口服泼尼松片后好转。3天前，病人不慎受凉后上述皮损再次泛发全身，境界清楚，伴剧烈瘙痒感，皮损可自行消退，但此起彼伏，轻微气紧，咽部异物感。病人自行口服"氯雷他定、依巴斯汀"后无明显改善，遂于我院就诊。刻诊：全身散在蚕豆大小红色风团，部分融合成片，食可眠差，二便调。舌质红，苔薄黄，脉浮数。诊断为瘾疹，属风热之证。治以疏风清热，利咽解表为法。方选用简化消风散加减。处方如下：忍冬藤30g，连翘15g，牡丹皮15g，川射干10g，龙骨30g，紫荆皮20g，玄参15g，麦冬15g，桔梗10g，芦根20g，冬桑叶10g，生甘草6g。3剂，水煎服，每日1剂。二诊：病人诉瘙痒较前减轻，但感心烦，夜间眠差。躯干部可见少量新发淡红色至鲜红色风团，部分皮疹融合成片。于上方加栀子15g，合欢皮30g。3剂，每日1剂，水煎服。三诊：病人诉无明显瘙痒感，皮损基本消退，守上方继续服1～2周以巩固疗效。

　　按： 本病西医诊断为荨麻疹，中医称之为瘾疹，总由禀赋不耐，卫外不固，外邪侵袭所致。该病人不慎感受风邪，与热相兼，郁于腠理，引起营卫失调，故而发为瘾疹，证属风热证。选简化消风散为基础方清解卫表风热邪气，加入桔梗、芦根利咽宣肺。全方诸药合用共奏疏风清热止痒之功，贵在以轻清之气祛邪于顷刻，故收效迅速。

　　但是，荨麻疹诊断容易，治疗效果不一，轻者奏效容易，顽固者治疗有困难，有的甚至是十分困难，一定要与病人沟通，使他们有一个正确的思想准备，以利于治疗。如遇个别极其难治疗的，甚至中药、西药都没有效果者，这时就是考验医者智慧的时候了，只有根据病情另外想办法来解决。

　　（8）化裁枇杷清肺饮

　　【药物组成】 枇杷叶15g，黄芩15g，桑白皮15g，山栀子15g，薏苡仁30g，白花蛇舌草30g，甘草6g。

　　【功效】 清肺泻胃，解毒消肿。

　　【临床应用】 面部痤疮、热痱等病证属肺胃热盛者。

　　【医家分析】

　　枇杷清肺饮出自《外科大成》，艾老将原方化裁并作为基本方，随症加减治疗痤疮取得了较好的疗效。就痤疮发病的病因病机而言，艾老认为年轻人发痤疮主要是肺胃热盛兼有冲任失调。方中以枇杷叶、桑白皮共为君药：枇杷叶能肃降肺气，清肺热，正如《本草纲目》曰"枇杷叶气薄味厚，阳中之阴。治肺胃之病，大都取其下气之功耳。气下则火降痰顺"；桑白皮能泻肺平喘，利水消肿，《本草纲目》中记载："桑白皮长于利小水，乃实则泻其子也，故肺中有水气及肺火有余者宜之。"二药合用，共奏降肺气、泄肺热之功。以黄芩、山栀子为臣药：

黄芩能清热燥湿，泻火解毒，凉血止血，除热安胎，尤其善于清肺火及上焦之实热；栀子能泻火除烦，清热利湿，健脾，除痹，清热排脓，善清三焦之热，利尿消肿。二药合用，清热凉血，解毒消肿，助君药清肺之功。以薏苡仁、白花蛇舌草为佐药：薏苡仁能利水渗湿，健脾，除痹，清热排脓，善清肺肠之热，排脓消痈；白花蛇舌草能清热解毒，利湿通淋。二药合用，取其清热除湿、解毒健脾之功，佐助君臣。以甘草为使，调和诸药。诸药相合，共奏清泄肺胃邪热、解毒消肿之功。

临床加减应用时，若舌苔黄腻者，为胃肠有湿热，可加茵陈、藿香、佩兰等或合用二术煎，以清热除湿；大便干结者，为肺胃气机不通，可加瓜蒌仁、火麻仁、决明子等以通腑泄热；有脓疱者为热已化毒，可加金银花、连翘、野菊花、紫花地丁、蒲公英等清热解毒；若有结节、囊肿者为痰湿阻滞，可加郁金、夏枯草、皂角刺、丹参、山慈菇、白芥子等行气化痰散结；皮损瘙痒者为兼夹风邪，宜加地肤子、白鲜皮、紫荆皮等祛风止痒；面部油脂分泌较多者，可加生山楂、槐花等泄热消脂，减少油脂分泌；有失眠者为血虚肝旺，加酸枣仁、柏子仁、夜交藤、合欢皮、龙齿、珍珠母等养血重镇安神；冲任不调者佐以加减四物汤调理。

【病案举例】

李某，女，23岁，痤疮病史两年余，2015年6月19日就诊。刻诊：额部、双侧面颊及口周散在绿豆大小红斑、丘疹，少许脓疱，无结节、囊肿形成。烦躁失眠，小便尚可，大便长期干结，数日一行，舌质红，苔黄腻，脉弦滑。诊断为痤疮（粉刺）。辨证为肺胃湿热、毒邪蕴结。治以清泄肺胃蕴热，解毒消肿散结。予枇杷清肺饮加减：枇杷叶15g，黄芩15g，桑白皮15g，山栀子15g，薏苡仁30g，白花蛇舌草30g，皂角刺15g，连翘15g，茵陈20g，瓜蒌仁30g，决明子30g，甘草6g。水煎服，每日1剂。同时予火针挑治有脓疱皮损。二诊：服上方7剂后，病人诉睡眠、大便均明显改善，有少许新发丘疹、脓疱，原皮损处可见色素沉着。上方加生山楂20g，神曲10g，珍珠母30g，丹参15g，服14剂，皮损基本消失，色素沉着减退。继续巩固治疗，嘱病人规律休息，清淡饮食，适量运动。

按：本案病人初诊为肺胃湿热，毒邪蕴结，故治疗上首先采用清泄肺胃之热，佐以利湿解毒的方法，选用枇杷清肺饮加减。因肺与大肠相表里，胃以降为和顺，六腑以通为用，所以加用瓜蒌仁、决明子泻腑通便，釜底抽薪，故见效迅速。二诊在初诊的基础上，加用生山楂、神曲，消食化积，去油降脂，减少皮脂分泌；加用珍珠母、丹参，平肝安神，凉血消斑，标本兼治，故收效显著。

（9）二术煎

【药物组成】苍术 10g，白术 15g，黄柏 15g，薏苡仁 30g。

【功效】健脾除湿。

【临床应用】可用于多种皮肤疾患证见脾虚湿盛者。

【医家分析】

　　二术煎之名首见于《景岳全书》，原方组成为白术、苍术、芍药、陈皮、炙甘草、茯苓、厚朴、木香、干姜、泽泻，主治肝强脾弱，气泄，湿泄。艾老的二术煎与《景岳全书》的二术煎，方名相同而药物迥异，艾老取方中苍术、白术之意加黄柏、薏苡仁为基础，加减应用治疗脾虚湿盛所引起的诸多皮肤科病症。方中苍术苦温燥湿，兼有健脾作用，是治疗湿阻中焦的要药，又可以祛风除湿。《本草纲目》在"术"条下述苍术"治湿痰留饮或夹瘀血成窠囊，及脾湿下流，浊沥带下，滑泻肠风"。夏季暑湿为患，肢体沉重，倦怠乏力，食欲缺乏，苍术可以芳香健脾，和胃除湿，强身健体，增进食欲。白术益气健脾，燥湿利尿，止汗。《本经逢原》说白术"生用则有除湿益燥，消痰利水，治风寒湿痹，死肌，痉疸，散腰脐间血及冲脉为病，逆气里急之功。制熟则有和中补气，止渴生津，止汗除热，进饮食，安胎之效"。《本草纲目》指出："白术除湿益燥，和中补气。其用有九：温中，一也；去脾胃中湿，二也；除胃中热，三也；强脾胃，进饮食，四也；和胃生津液，五也；止肌热，六也；四肢困倦，嗜卧，目不能开，不思饮食，七也；止渴，八也；安胎，九也。"故凡脾胃亏虚，纳差食少，水肿胀满，表虚自汗，脾虚胎动不安者，皆可选用。一般补脾健胃多用炒白术；健脾止泻常用焦白术；燥湿利水、固表止汗常用生白术。此方中二术同用，通过燥湿、利尿、发表三个途径利湿健脾。黄柏随炮制方法不同而功效有所差异：生用性寒而沉，苦燥，降实火，清热燥湿作用较强，多用于下焦湿热；盐炙后能引药下行，缓和苦燥之性，增强泻相火、滋肾水之力，多用于降阴火、救肾水；酒炙可引药上行，治上焦之湿热，且能入血分，治血分之病；炒炭后大减苦寒，清湿热之中并有收涩之性；蜜炙后可泻中焦之火，且免伤脾胃。薏苡仁利水、渗湿、健脾、排脓，且甘淡微寒，药性平和，补虚不恋邪，泻实不伤正，故只要有湿邪作祟，都可选用薏苡仁灵活加减化裁。苍术、黄柏二药合用，有"二妙散"之意，合薏苡仁可以清利下焦湿热。本方药味简单，效专于健脾除湿。

【病案举例】

陈某，女，66岁，2015年9月16日初诊。双脚足趾缝浸渍、瘙痒2个月。症见：双脚足趾缝白色糜烂、浸渍而臭，上覆白色皮屑，伴渗液，自觉瘙痒剧烈，舌质红，苔黄腻，脉沉细。诊断为脚湿气。辨证为湿热毒蕴化虫证，治以清热除湿、杀虫止痒，予二术煎合除湿胃苓汤加减：苍术10g，生白术30g，生黄柏10g，薏苡仁30g，苦参10g，陈皮10g，厚朴10g，枳壳10g，郁金10g，建曲10g，白鲜皮10g，地肤子20g，僵蚕10g，白花蛇舌草30g，甘草5g。共7剂，每日1剂，并予中药煎剂泡脚。二诊：病人双脚足趾缝已脱皮，瘙痒明显减轻，糜烂面渗液减少，再予上方5剂，皮屑脱落，皮损表面清洁干燥。内外合治，巩固治疗。

按：本病总由生活、起居不慎，外感风、湿、热邪，湿热郁久化生为虫，郁于肌理，淫于皮肤所致。治疗以杀虫止痒为原则，予以内外治疗相结合，疗效较佳。全方二术煎合除湿胃苓汤健脾除湿；加入苦参、白鲜皮、地肤子清热杀虫止痒；僵蚕祛风止痒，其质轻，其性扬，与本病病位形成上下之势，诸药共奏清热除湿、杀虫止痒之功。本病予煎剂浴足，使药性直达病所，乃外治之理。

（10）柴芍龙牡汤

【药物组成】柴胡10g，白芍20g，龙骨20g，牡蛎20g。

【功效】疏肝解郁，养阴益肾，安神止痒。

【临床应用】临床上常用于因肝郁不舒所致的皮肤病，如摄领疮、油风、瘾疹、黧黑斑证属肝木不舒、肝阳上亢、肝肾失调、水不涵木之证候者。

【医家分析】

本方为艾老治疗皮肤病的经验方，由《伤寒论》柴胡加龙骨牡蛎汤化裁而成。《外科正宗》指出："内之症或不及其外，外之症则必根于其内也。此而不得其方，肤俞之疾亦膏肓之莫救矣。"在皮肤病发病的病因中，情志因素所占比例较大，遂本方着眼于肝，兼顾心肾，升降结合，散敛相济，疏理气血，调和阴阳，具有疏肝解郁，养阴益肾，安神止痒之功。肝为刚脏，体阴而用阳，其气最易横逆。故以白芍养血柔肝，敛肝阴，缓肝气，抑肝木。以柴胡条达肝气，疏肝解郁。两药配伍，疏柔相济，动静结合，体用兼顾。《医学衷中参西录》曰龙骨"能收敛元气，镇安精神，固涩滑脱"，牡蛎"能软坚化痰，善消瘰疬，止呃逆，固精，治女子崩带"。龙骨平肝潜阳，镇静安神，固精敛汗，收敛固脱。牡蛎敛阴潜阳，固精涩精，固涩止汗，软坚化痰，并能收敛止带。两药相互为用，增强安神、潜阳、固涩、固精、散结的作用，以治疗心神不宁，肝阳上亢，精气不固，汗出不止等证。临床随症加减应用：阴虚者，加女贞子、旱莲草滋阴补肾，夜交藤、酸枣仁养心安神，益阴止痒；血热者，加石膏、生地黄两清气血；肾虚者可合用六味地黄丸；外感者可加荆芥、防风祛风外出，邪无所依，病安何在？

【病案举例】

张某，男，27岁。因颈项部皮肤丘疹伴瘙痒3个月，加重两周，于2015年6月17日就诊。3个月前颈项部出现少量丘疹，伴瘙痒，外用软膏（具体不详）后稍缓解，未予正规治疗，此后皮损渐次加重，皮损呈片状，触之皮肤粗糙、肥厚，伴皮屑，瘙痒明显，夜间尤甚，痒痛交加，纳差，眠差，二便调。皮肤科检查：颈项部皮肤可见红色扁平丘疹，融合成片，皮损肥厚，少许皮屑伴抓痕、血痂。舌红苔薄白，脉弦。诊断为神经性皮炎（摄领疮），证属肝郁不舒，血热生风，治以疏肝解郁，凉血止痒。方选柴芍龙牡汤合凉血消风散加减。药物：柴胡10g，白芍20g，龙骨20g，牡蛎20g，茯神20g，生地黄20g，忍冬藤30g，牡丹皮15g，猫爪草15g，僵蚕10g，白鲜皮20g，徐长卿10g，甘草6g。7剂，水煎服，每日1剂。外用冷湿敷后涂食用初榨橄榄油后封包疗法。

二诊：病人诉瘙痒较前缓解，夜间睡眠好转，皮损颜色较前变淡，舌红苔少，脉细。考虑为伤阴所致，加夜交藤20g，酸枣仁30g，女贞子30g，旱莲草15g，继服7剂，嘱病人每天用食用橄榄油涂抹皮损处再封包一到两个小时，并调整生活状态，适当减压。再以前方随症加减，1个多月后皮损基本恢复正常，继续巩固治疗。

按：本病属于皮肤功能障碍性皮肤病，病人工作强度增加，精神压力大，导致情志内伤，肝气不舒，失于条达，郁而化火，火热伏于营血，血热生风化燥，外犯肌肤，故当从肝论治。取柴胡畅气机，白芍养血柔肝，条达肝气，疏肝解郁。龙骨、牡蛎敛肝之阴，潜阳息风，固肾益精，敛相火以安神。并合用凉血消风散凉血清热，祛风止痒。二诊时，血热之象渐消减，突现阴虚之证，故加女贞子、旱莲草滋阴补肾，夜交藤、酸枣仁养血益阴，安神止痒。配合外治法，内外兼治，故收良效。

（11）麻杏石甘汤

【药物组成】麻黄 10g，杏仁 10g，生石膏 15g，甘草 6g。

【功效】古用清肺平喘；今用宣肺散邪，祛风止痒。

【临床应用】用于治疗瘾疹、湿疮、白疕等具有邪郁肌表，营卫失和之证候者。

【医家分析】

麻杏石甘汤始出《伤寒论·辨太阳病脉证并治》，原文是"发汗后，不可更行桂枝汤，汗出而喘，无大热者，可与麻黄杏仁甘草石膏汤"。后世常将"汗出而喘，无大热"作为使用本方的基本指征，其中"无大热"是指汗出之表无大热而实则里有热也。汗出而表热未随汗而减，热邪未除，余热内逼，壅遏于肺，肺气不利，是以咳喘汗出而热不退。近代江苏名医盛心如在论方剂时补充道："不论有汗无汗，皆以麻杏石甘为主，盖以石膏清其里热。有汗者，得麻黄疏泄，而壅者亦宣；无汗者，得麻黄疏散，而闭者亦开；有杏仁以定喘，甘草以泻火，烦热无有不解者乎？"可见有汗、无汗并非是运用本方的绝对标准。此方中麻黄辛温，开宣肺气以平喘，开腠解表以散邪；石膏甘辛大寒，清泄肺热以生津，辛散解肌以透邪。二药一辛温，一辛寒；一以宣肺为主，一以清肺为主，一宣一清，腠理开，俱能透邪于外，合用则相反相成，既能消除致病之因，又能调理肺的宣发功能，共用为君药。麻黄得石膏，清解肺热而不凉遏。杏仁味苦，降利肺气而平喘咳，与麻黄相配则宣降相因，与石膏相伍则清肃协同，是为臣药。甘草能益气和中。诸药合用，表邪得散，而无伤津耗液之弊；里热得除，亦无凉遏之虑。

《黄帝内经》曰"肺主皮毛，主一身之表"，且"肺位最高，邪必先伤"，因而风之为患，倏然而来，肺卫首当其冲。又《疡科心得集·辨诸疮总论》曰："故疮在皮肤，则当因其轻而扬之，汗之，浴之。"本方清宣肺卫邪气，使在表之邪从外而解。今人不仅运用本方来治疗肺炎、支气管炎等肺系疾患，而且将此方的运用范围扩大，用于荨麻疹、湿疹、肺热咳嗽等病的治疗也屡屡有效。临床上，凡因肺中郁热，气机郁滞所致之其他疾病都可推用通借。艾老治疗荨麻疹常以此方为基本方化裁，热性的荨麻疹予本方合玉屏风散、凉血消风散加减；而寒性的荨麻疹则是简化消风散、玉屏风散加制附片、木瓜、苏叶、桂枝之类。

【病案举例】

李某，女，41岁。2012年10月6日初诊，因"全身风团伴瘙痒5天"入院，系统回顾无特殊。检查：全身泛发鹌鹑蛋至手掌大小鲜红色风团，部分融合成大片，局部皮温高，消退后遗留淡红色斑块，形态不规则，嘴唇轻度水肿，咽红，扁桃体不大。舌质红，苔薄白，脉滑数。辅助检查：白细胞计数10.36×10^9/L，中性粒细胞比值85.2%。诊断为瘾疹（风热犯表证），治以宣肺解表，祛风止痒。处方：麻黄5g，杏仁10g，生甘草5g，荆芥10g，防风5g，蝉蜕10g，浮萍10g，葛根10g，生石膏20g，徐长卿10g。水煎服，每日1剂。服2剂，皮损消退过半，无新发皮疹。继予原方进3剂，巩固治疗1周后诸症平息。

按：荨麻疹属于中医"瘾疹"范畴。《诸病源候论·风瘙身体瘾轸候》曰："邪气客于皮肤，复逢风寒相折，则起风瘙瘾轸。"其发病不外乎内因、外因。内因脏腑病变，气血违和，阴阳失调；外因卫表不固，汗出当风，肺气不宣，感受风寒、风热，外邪郁于肌肤而发为本病。本方以麻杏石甘汤为基础化裁加减。加用防风、荆芥、蝉蜕、浮萍祛风解表，徐长卿清热解毒止痒，使本方效专而力宏。

（12）五子补肾汤

【药物组成】韭菜子15～30g，覆盆子15～30g，菟丝子15g，枸杞子15g金樱子30g。

【功效】补肾固精。

【临床应用】斑秃、脱发、黄褐斑、白癜风、关节型银屑病等属肾精不足之证候者。

【医家分析】

发的生长，赖血以养，故称"发为血之余"。但发的生机根源于肾。肾藏精，精化血，精血旺盛，则毛发茂密而润泽。《素问·六节藏象论》说："肾者，主蛰，封藏之本，精之处也，其华在发，其充在骨。"斑秃中医称为油风，其发病与肝肾不足有密切关系。肝肾不足，精不化血，血不足不能养发，肌腠失润，发无生长之源，毛根空虚而发落成片。白癜风中医称之为白驳风，其病因病机总由气血失和，脉络瘀阻所致。肝气郁结、肝肾虚弱或亡精失血致使肝肾不足，肾主五色，肾不足则五色失调，肌肤腠理失养，酿成白斑。黄褐斑中医称之为鼾黑斑，多与肝、脾、肾三脏不足相关，肾虚肝瘀，气血不能上荣于面为主要病机。五子补肾汤中韭菜子味辛、甘，性温，归肾、肝经，有温补肝肾，壮阳固精，暖腰膝的功效。覆盆子，味甘，性温，入肝肾经，可固精缩尿，续筋骨，益肝肾，明目。《名医别录》指出覆盆子"主益气轻身，令发不白"。《开宝本草》曰："补虚续绝，强阴健阳，悦泽肌肤，安和脏腑，温中益力，疗劳损风虚，补肝明目。"菟丝子，味辛，性平，《神农本草经》载"主续绝伤，补不足，益气力，肥健人。汁去面𪩘。久服明目，轻身延年"，为补脾、肾、肝三经要药，补肾益精，养肝明目，止泻，为平补阴阳之品。菟丝子的功效是多方面的，但补而不峻，温而不燥。虚可以补，实可以利，寒可以温，热可以凉，湿可以燥，燥可以润。枸杞子，味甘，性平，滋补肝肾，益精明目，此乃平补之药，《神农本草经》载"主五内邪气，热中消渴，周痹。久服坚筋骨，轻身不老"。金樱子可固精缩尿止带，涩肠止泻，《开宝本草》曰金樱子"味酸、涩，平、温，无毒。疗脾泄下痢，止小便利，涩精气"。《本草备要》称其"固精秘气"。全方中五味药均可入肾，其中韭菜子、菟丝子、枸杞子益肾填精，重在补肾之体，使肾有所藏；覆盆子、金樱子重在收涩，恢复肾之用，顺应肾"封藏"之本。五味药共用，肾之体用同调，使其有所藏，施泄有度。大凡辨证属肾精亏虚，肾藏泄失常所引起的斑秃、黄褐斑、白癜风等皮肤病及肾不藏精的其他病证均可以本方加减运用。

【病案举例】

彭某，女，42岁，会计。5年前面部出现淡褐色斑片，位于两侧外眼角的下方，近颧骨附近，之后斑片颜色逐渐加深，面积扩大，就诊时两颧骨对称分布深褐色斑片。仔细追问病史，病人曾多次行人流手术。现月经量少，色暗，月经周期不规律，35～40天一行，每次经期仅1～2天。病人素来易患感冒，时常腰膝酸软，纳可，眠差，多梦易醒，舌瘦小质红、苔少，脉细弱。诊断：黧黑斑，常常由肾虚肝瘀所致。辨证属肝肾阴虚证，治以补肾益精，调经祛斑。处方：韭菜子30g，覆盆子30g，菟丝子15g，枸杞子15g，女贞子15g，旱莲草15g，当归10g，白芍10g，熟地黄15g，白芷5g，白附子3g，茯苓15g，白术20g，泽泻15g。连服10剂后，病人自诉睡眠明显好转，面部斑片颜色变淡。继续服上方10剂后，正值月经来潮，经量有所增多。后以上方为主加减变化继续服药1个多月，巩固治疗3个月，面部褐色斑片消散。

　　按：黄褐斑，中医称为"黧黑斑""肝斑"。本例病人多次行人流手术，损伤先天之本，肾精匮乏，精血不能正常互化；且"女子以肝为先天"，肝不藏血，故月经紊乱。五子补肾汤合二至丸滋养肝肾之精，养血调经；加入白术、茯苓健脾助胃；泽泻祛肾中之浊污；同时白芷、白附子、茯苓三药取其形质色白，有悦颜色、美白皮肤之功效。肝肾精足则气血调和，上荣于头面肌肤腠理，下能充养血海，诸症自除。

（13）二至丸

【药物组成】女贞子 30g，旱莲草 15g。

【功效】补益肝肾，滋阴润燥。

【临床应用】痤疮、黄褐斑、湿疹、银屑病、皮肌炎、红斑狼疮、斑秃等疾病有肝肾阴虚之证候者。

【医家分析】

《医方集解》述本方曰："补腰膝，壮筋骨，强阴肾，乌髭发，价廉而功大……此足少阴药也，女贞甘平，少阴之精，隆冬不凋，其色青黑，益肝补肾，旱莲甘寒，汁黑入肾补精，故能益下而荣上，强阴而黑发也。""二至"即指夏至和冬至两个节气：冬至，一阳初动，采女贞子；夏至，阴气微升，采旱莲草。此时采集二药，得四季初生之阴阳，对于补益"先天之本"肾脏，自有独特之妙处。人服之可以补益肝肾，从而使阴气充足而虚火自平。女贞子性平，味甘，入肝、肾经，滋补肝肾，明目乌发；旱莲草味甘、酸，性寒，归肝、肾经，滋阴益肾，凉血止血。合用以补养肝肾，滋阴止血，药少、力专、性平，补而不滞，为平补肝肾之剂，共奏补益肝肾，滋阴止血之功。

　　本方适用于因肝肾阴虚导致的痤疮、黄褐斑、湿疹、银屑病、红斑狼疮等疾病。亦可用于高血压及神经衰弱的头晕头痛病人。现代研究表明，二至丸在保肝降酶、抗肝纤维化、抗衰老、调节免疫机能、缩短凝血时间、改善血液流变性、抑制肿瘤、益智、抗炎、降血糖、抗疲劳等方面有较好的作用。艾老对于本方的使用较广泛，一是肾阴不足，物质基础不够，作补益肾阴之用，比如面部色素沉着，皮肤修复比较慢，往往于处方中加入黄精、二至丸等，加速皮损的修复；二是一些皮肤疾病久治不愈，化燥伤阴之时，久病及肾，用二至丸滋补肾阴，如银屑病病人皮肤干燥、脱皮严重以及慢性湿疹皮肤干燥，均会在处方中加入本品；

除此之外，在免疫性皮肤病比如：红斑狼疮、皮肌炎、硬皮病、天疱疮、变应性血管炎等，都是常常使用，而获得良好效果。

【病案举例】

米某，男，63 岁，退休。因"反复双下肢红斑、丘疹、瘙痒 10 多年，泛发全身 1 年"入院。自 2003 年起病人双下肢散在粟粒大小红斑、丘疹，部分融合成片，瘙痒明显，搔抓后形成浅表糜烂面，多次就诊于当地诊所，外用"激素软膏"（具体药名不详），皮损时轻时重，反复不愈。其后皮损泛发全身，瘙痒剧烈，于多家医院诊断为"湿疹"，外用多种药物后无明显好转，遂入我院治疗。病人纳可眠差，大便稀，小便正常。舌质红，苔薄黄，脉弦。查体：全身散在粟粒至黄豆大小红斑、丘疹，部分融合呈片状，部分皮损上可见皮屑附着，皮损以双下肢较重。诊断为慢性湿疮，本病是由湿热为患，湿邪郁久化燥生风而成。辨证属血虚风燥证。治则：滋阴养血，祛风止痒。方剂：简化消风散合二至丸加减。方药：桑白皮 15g，地骨皮 20g，马齿苋 20g，金银花 15g，苦参 10g，川射干 15g，牡丹皮 15g，龙骨 20g，石决明 15g，女贞子 30g，旱莲草 15g，生甘草 6g。水煎服，每日 1 剂，共 7 剂。复诊时病人诉瘙痒明显缓解。查体：部分皮损渐渐缓解。继续治疗，病情明显缓解出院，出院后继续巩固治疗。

按：湿疹，中医称之为湿疮，总由禀赋不耐，风湿热邪客于肌肤而发。本病病人病程日久，暗伤阴血，故肌肤失于濡养，见其皮损干燥、肥厚、脱皮屑。治疗予以简化消风散清解肌表邪热；合用二至丸滋阴养血，补益肝肾，正所谓"治风先治血"之意。类似病人病情恢复期，艾老多配合健脾之剂，如四君子汤，以巩固疗效。如果是急性湿疹、亚急性湿疹，表现为湿热为患者，是不适合用本方治疗的。

（14）四物汤

【药物组成】生地黄 20g（实则干地黄），白芍 20g，当归 6g，川芎 6g。

【功效】养血活血。

【临床应用】本方适合带状疱疹后遗神经痛、斑秃、黄褐斑等疾病辨证属血虚血瘀之证候者。

【医家分析】

四物汤见于《仙授理伤续断秘方》，原文述："凡伤重，肠内有瘀血者用此，白芍药、当归、熟地黄、川芎各等分，每服三钱，水一盏半。"本方为补血调血的主方，实由《金匮要略》胶艾汤去阿胶、艾叶、甘草三味而成。仲景胶艾汤本为治疗妇人冲任虚损，阴血不能内守而致的多种出血证而设；胶艾汤减去其中暖宫调经，养血止血之阿胶、艾叶和甘草，将生地黄易为熟地黄、芍药定为白芍，保留原方之当归、川芎，名为四物汤，使养血止血，调经安胎之方变为治疗伤科血虚血瘀之剂。方中熟地黄味厚滋腻，为滋阴补血之要药，为君药。当归入肝经，补血活血，补而不滞，助熟地黄补血之力，为臣药。白芍养血敛阴，柔肝，缓急止痛；川芎上行头目，下行血海，中开郁结，旁通络脉，为血中之气药，两者同为佐药。全方补血而不滞血，行血而不伤血，温而不燥。加入桃仁、红花名曰桃红四物汤（亦名加味四物汤），加强了本方的活血功效。加入人参、黄芪即为圣愈汤，气血双补。

后世将四物汤广泛用于内外妇儿临床各科，治疗血瘀、血虚证的多种疾病。现代药理研究证实，桃红四物汤能够使血管阻力明显下降，有扩张冠状动脉、增加冠脉血流量的作用，而且能够降低血管的通透性，减少组织渗出；能够显著抑制肉芽肿形成，同时能升高胸腺指数，在抗炎时不引起胸腺萎缩；有降低血清胆固醇的作用，对甘油三酯亦有降低趋势。皮肤病中凡见皮疹肥厚、紫癜、赘生物、结节、肿块、囊肿、色素沉着等，皆为血瘀之象；局部疼痛，固定不移，更为气滞血瘀，经络瘀阻之表现，均可使用四物汤加减治疗。艾老使用本方时多易熟地黄为生地黄，《神农本草经》说生地黄"味甘，寒。主折跌，绝筋，伤中，逐血痹，填骨髓，长肌肉"。《本草纲目》载："《本经》所谓干地黄者，即生地黄之干者也。"男子阴虚，宜用熟地黄；女子多血热，宜用生地黄。外感六淫是外科病发病的重要因素，而在发病过程中，风寒暑湿燥诸邪毒皆能化热生火，所以外科疾病的发生，尤以"热毒""火毒"最为常见，故用生地黄凉血解毒，更能从根本上解决问题。艾老在治疗带状疱疹后遗神经痛时常用到此方。艾老曾说，活血化瘀之类的药在银屑病的治疗过程中用不嫌晚，而在治疗带状疱疹时用不嫌早。在带状疱疹后遗神经痛的治疗中应用此方时常常还要加入桃仁、红花、乳香、没药、蜈蚣等增强活血化瘀通络之品。当然在带状疱疹的治疗初期还是以清解泻火，解毒利湿为主，活血为辅。

【病案举例】

阮某，女，72岁，因"左腰部疼痛3个多月"来就诊。3个多月前，病人自觉腰部酸胀不适，后左腰部迅速出现片状红斑，其上簇集性水疱呈带状分布，疱壁薄，疱液澄清，自觉针刺样及烧灼样疼痛。于当地县医院诊断为"带状疱疹"，予抗病毒等治疗后，水疱干涸、皮损消退后出院。出院后，病人左腰部疼痛持续不解，遂来我院门诊医治。一般情况尚可，舌暗红，苔薄白，脉弦。诊断为：带状疱疹后遗神经痛（蛇串疮），四诊合参辨证为气滞血瘀证，治以活血化瘀，行气通络止痛。予下方：桃仁10g，红花15g，当归15g，川芎10g，生地黄15g，白芍20g，陈皮10g，半夏10g，香附6g，柴胡5g，路路通15g，制乳香5g，制没药5g，蜈蚣1条，枳壳10g，甘草6g。水煎服，每日1剂，分3次服。服10剂后，病人疼痛明显减轻。继续守方守法治疗。

按：《黄帝内经》曰"不通则痛""不荣则痛"，临床上治疗带状疱疹后遗神经痛多从"虚"与"瘀"着手。养血活血、行气通络是其基本治法，故方中用桃红四物汤为主以养血活血；加用柴胡、香附、枳壳以行气，气行则血行；合用制乳香、制没药、路路通、蜈蚣加强通络止痛。诸药合用，使瘀血去，经络通，气血行，皮肉筋脉尽得其濡养，故疼痛得解。

（15）玉屏风散

【药物组成】生黄芪30g，防风5g，炒白术10g。

【功效】益气固表止汗。

【临床应用】慢性瘾疹、皮痹、肌痹、银屑病等疾病，有卫表不固之证候者。

【医家分析】

本方是一首益气固表以御外邪的方剂。方中黄芪甘温，内补脾肺之气，外可固表止汗，为君药；白术健脾益气，助黄芪以加强益气固表之功，为臣药；佐以防风走表而散风邪，合黄芪、白术以益气祛邪。且黄芪得防风，固表而不致留邪；防风得黄芪，祛邪而不伤正，有补中寓疏，散中寓补之意。《医方集解》载：玉屏风散"治自汗不止，气虚表弱，易感风寒"。正如《古今名医方论》卷四录载柯琴曰："邪之所凑，其气必虚。故治风者，不患无以驱之，而患无以御之；不畏风之不去，而畏风之复来，何则？发散太过，玄府不闭故也。昧者不知托里固表之法，遍试风药以驱之，去者自去，来者自来，邪气留连，终无解期矣……夫以防风之善驱风，得黄芪以固表，则外有所卫，得白术以固里，则内有所据，风邪去而不复来。此欲散风邪者，当倚如屏，珍如玉也。"防风为风药中之润剂，无过汗之虑；黄芪补中有泄，无敛邪之患；白术健中州脾胃，使营卫化生有源。全方散中寓补，补内兼疏，兼祛风、御风于一体。

该方治疗皮肤病其意有三：一能培土生金，补脾益肺，助宣发卫气输精于皮毛，以增强卫气熏肤、充身、泽毛的功能；二能通过宣发卫气，提高机体抗邪能力，防止皮肤疾病再发；三能通过宣发卫气，调节"气门"开阖（即腠理开阖功能正常），将机体代谢后的津液废物排出体外，使病邪无停留之处。此方常用于表虚不固引起的自汗、虚损类皮肤病。艾老在皮肤病的调治中十分重视人体正气盛衰和脾胃的强弱，玉屏风散可以顾护肌表，正是皮肤科疾病的常用方剂。艾老在治疗荨麻疹、硬皮病、银屑病等皮肤疾病时，常常将本方与其他方剂或药物合用，将固表与散风同用，固表与补气养血合用，值得后学借鉴。

【病案举例】

张某，男，58岁，因"双下肢红斑、鳞屑10年，关节痛5年，红斑、鳞屑泛发全身1年"入院。自发病以来，病人长期于当地诊所就诊，经输液、外擦药物后病情可缓解。5年前，病人自觉病情加重，出现双膝关节疼痛，行皮肤活检提示银屑病。后病人病情反复发作，长期用药不规律。为求中医药治疗，特来就诊。症见：全身不规则硬币大小淡红斑，上覆少许白色鳞屑，以腰背部为甚，周围散在抓痕，双膝关节压痛明显。自诉皮损处瘙痒剧烈，且近1年来易反复感冒，背部恶风寒，易出汗，二便调。舌淡，苔薄白，脉缓无力。中医诊断：白疕，证属卫外不固，气血亏虚证候，治以益气固表，滋阴养血，方选玉屏风散合当归饮子加味。处方：黄芪30g，防风10g，炒白术10g，制首乌10g，熟地黄20g，当归10g，苦参5g，女贞子30g，刺蒺藜15g，白芍30g，老鹳草20g，白薇15g，珍珠母20g，怀牛膝15g，生甘草6g。每日1剂，水煎服。服用4剂后，皮损未变，瘙痒感减轻，关节痛有所缓解。药已经中病机，继续守方守法长期治疗，随症加减。

按：银屑病中医称之为"白疕"，虽然有"血分有热或阴虚血燥"贯穿本病始终，但是本例病人病程长，久病之后气血耗伤，卫外不固。正如《黄帝内经》所说"邪之所凑，其气必虚"，故以扶正固表，养血润燥为主，坚持治疗，可以获得显著疗效。

白疕一病常常经过复杂的治疗过程，用过许多不恰当的药物，今天运用中医药治疗的对象大都是患病多年的老病人，需长期坚持治疗，短期内取效甚慢或甚至无效，故必须明确告诉病人：病人要有耐心，医生要很细心，家属要有信心，医患配合，是取得好疗效的前提。

（16）简化仙方活命饮

【药物组成】忍冬藤30g，防风10g，白芷10g，赤芍15g，皂角刺30g，丹参30g。

【功效】清热解毒，消肿溃坚，活血止痛。

【临床应用】多用于治疗热毒瘀结之溃疡、瘢痕疙瘩、脓疱疮、疖肿、褥疮、脱疽、瓜藤缠、冻疮、股肿、臁疮、蛇串疮、丹毒、痈疽等，尤宜于面部结节、囊肿、瘢痕型粉刺，常与枇杷清肺饮、简化消风散合用加减。凡有热毒壅盛，气血瘀滞，红肿热痛的证候，属阳证实证的病人均可使用。

【医家分析】

仙方活命饮首见于《校注妇人良方》，艾老应时而变，去原方之当归尾、贝母、甘草节、穿山甲、天花粉、乳香、没药、陈皮，新加丹参一味，易金银花为忍冬藤，删繁就简，在保留原方精髓的基础上，更加偏重通络止痛、活血化瘀、散结溃坚。忍冬藤虽疏风清热作用不及金银花，但其清热解毒、通络止痛之效显，且善下行，为君药；丹参、赤芍清热凉血、活血祛瘀，瘀去肿消痛止，均为臣药；白芷、防风辛温以散邪，予邪以出路，又消肿散结；皂角刺搜风拔毒，未成者解毒消肿散结，已成者托毒透脓溃坚，脓成即溃，脓溃排脓，可使脓去新肉生长，共为佐使药。诸药相合，热毒得清，血瘀得行，溃坚自消，即成"一切疮疡，未成者即散，已成者即溃，又止痛消毒"之效。

本方乃由"疡门开手攻毒第一方"仙方活命饮化裁而来，实乃平剂，可随疮疡之阴阳而加寒热之品。热毒炽盛，红肿痛甚者加蒲公英、紫花地丁、连翘；血热者加牡丹皮；血瘀者加乳香、没药；气虚者加黄芪、白术；还可依据疮疡肿毒所在部位之不同，而加入不同的引经药。

【病案举例】

侯某，女，78岁，前胸瘢痕40多年，溃疡5个多月，加重伴渗液1周。素患眩晕，余无特殊。刻下症见：前胸一皮色陈旧性瘢痕，呈蟹爪样分布，大小约 20cm²，膻中部溃疡，溃疡面呈淡红色，伴淡黄色脓性分泌物，大小约 0.4cm×0.5cm×1.5cm，边界清楚，糜烂渗出面积约 2cm²，皮损总面积约 20cm²。起病以来神志清，食纳可，卧不安，二便调。舌质红，苔薄黄，脉弦细。中医诊断为疤痕疙瘩伴溃疡。发病机理：其一乃禀赋不耐遇湿邪困阻经络，经络不通，气血不足，皮肤失养，致瘢痕结成；其二乃禀赋不耐遇湿邪损脾，脾失健运，日久气虚，气虚无以推动血行而致血瘀，血瘀日久化热成脓、坏死破溃。治以行气消肿止痛，益气健脾除湿，托毒排脓生肌。予简化仙方活命饮加减：忍冬藤 30g，白芷 10g，赤芍 15g，皂角刺 30g，丹参 30g，黄芪 40g，防风 10g，白术 15g，薏苡仁 15g，制乳香 5g，制没药 5g，藿香 20g，佩兰 15g，砂仁 5g。12 剂，水煎服，每日 1 剂。外用七星丹撒布创口提脓生肌，外盖紫草油纱布。8 日后溃疡渗液及脓性分泌物明显减少，疼痛减轻，糜烂面缩小。再易原方之砂仁、藿香、佩兰、乳香、没药为鸡血藤、北沙参、川芎、桔梗，如法煎服。局部疮面脓尽予生肌散撒布创面，创面外盖紫草油纱布，并用无菌纱布包扎固定。再治疗 20 余日后，疼痛消失，糜烂疮面逐渐缩小，基本向愈合发展，继续治疗至愈合。

按： 中医学认为，溃疡的病因病机为火热毒邪蕴结，气血瘀滞不通，营气不从，逆于肉里，气血成脓化腐。简化仙方活命饮既能清热解毒，又能溃坚托毒，活血止痛，故治之甚为合宜。本方用药精简，配伍得当，临证加味化裁，故获良效。然本病的治疗，内服汤剂固然重要，但外治亦不可少，局部创面予外敷升丹或生肌散。升丹有拔毒提脓、祛腐生肌之功；生肌散则可活血润肤、生肌敛疮。外治与内治合用，相得益彰。

清·徐灵胎在《医学源流论》中说："疡科之法，全在外治，其手法必有传授……其升降围点、祛腐生肌、呼脓止血、膏涂洗熨等方，皆必纯正和平，屡试屡验者，乃能应手而愈。"外用的七星丹等药物，是艾老的老师文琢之教授传授，已经用了近百年，效果显著。

（17）五味异功散

【药物组成】南沙参 30g，白术 15g，茯苓 20g，甘草 6g，陈皮 15g。

【功效】益气健脾，行气化滞。

【临床应用】天疱疮、带状疱疹、银屑病、皮肤溃疡、脚湿气、湿疮、肌痹、热疮、鹅口疮、表皮样囊肿、紫癜、紫癜性色素性苔藓样皮炎、脱发等病，凡有脾胃气虚兼气滞证候者均可使用。

【医家分析】

本方首见于《小儿药证直诀》，由四君子汤加陈皮而成，主治由脾胃气虚，运化乏力所致脾胃气虚兼气滞证。方中人参改为南沙参，甘温益气，健脾养胃，为君药。白术甘温补气，苦燥健脾，助南沙参益气补脾助运之功，为臣药。茯苓甘淡，健脾渗湿，茯苓、白术相配，则健脾助运祛湿之功益彰；陈皮理气健脾，共为佐药。甘草益气和中，调和诸药，为使药。诸药合用，共奏益气健脾，行气化滞之功。艾老易人参为南沙参，南沙参养阴清肺、益胃生津、补气化痰，皮肤病初期以热毒为盛，用之则亦清亦养；后期以阴虚为主，用之则亦养亦清。《本草纲目》对南沙参评价曰："【性味】甘淡而寒。【主治】血积惊气，除寒热，补中，益肺气……皮间邪热，安五脏……去皮肌浮风……益心肺，并一切恶疮疥癣及身痒，排脓，消肿毒……专补肺气，因而益脾与肾。"

临证处方时，本方可用于各种慢性皮肤病出现脾虚气滞证。若兼热毒炽盛者加黄芩、牡丹皮、大青叶等；热炽阴伤甚者加天花粉、葛根、麦冬、百合、知母等；湿毒重者加土茯苓、苦参、白鲜皮等；气虚者可加黄芪、潞党参等；脾胃气虚，湿阻气滞，兼见咳嗽痰多色白，胸腹胀闷不舒，恶心呕吐者，加半夏、枳壳、大腹皮；眠差者可加首乌藤、柏子仁、珍珠母；脏腑失温，畏寒腹痛者，加干姜、附子之品。

【病案举例】

黄某，男，67岁，全身反复红斑鳞屑16年以上，加重1个月。病人素患消渴、眩晕，余无特殊。刻下症见：腰背及四肢泛发红斑丘疹，融合成片，上覆以银白色较厚鳞屑，剥落鳞屑后可见潮红色糜烂面及点状渗血、渗液，斑块较厚，高出皮面，皮损呈对称性，蜡滴现象（＋），薄膜现象（＋），皮损处可见抓痕、渗出，局部皮温偏高，未见束发状及脓疱，无关节肿痛，纳眠可，二便调。舌质红，苔白腻，脉滑数。中医诊断为白疕，乃脾虚湿滞，湿热郁结所致。予五味异功散加减：南沙参20g，白术15g，茯苓20g，生甘草6g，陈皮10g，黄芩10g，黄连6g，盐黄柏10g，炒栀子10g，生地黄15g，白茅根20g，大青叶10g，夏枯草15g，白花蛇舌草15g，金荞麦20g，地肤子20g，磁石20g。6剂，水煎服，每日1剂。辅以黑光照射，每周4次，以抑制表皮增殖；皮损处予以外擦白疕软膏、愈肤膏。服药及外治2周后，皮损颜色明显减退，上覆鳞屑减少，瘙痒减轻。再以原方去黄连、栀子、大青叶，酌加山慈菇、黄芪，如前法煎服。又经2周治疗后，皮损消退明显，消退处留有色素沉着，瘙痒感消失。

按：白疕，西医称之为"银屑病"。中医学认为白疕总因营血亏虚，血热内蕴，化燥生风，肌肤失养所致。由于病程长，病机可以发生改变。本例即日久发展为脾虚湿滞证，故用五味异功散，其具益气健脾，行气化滞之功，脾健则湿无所生，气行则湿无可滞，针对以脾虚湿滞为基本病机之白疕，本方可灵活运用。热者寒之，寒者热之，虚者补之，燥者润之，瘀者化之。对于静止期或退行期之白疕，可辅之以拔罐、针灸或中西医结合治疗，可收良效。

（18）四妙勇安汤

【药物组成】忍冬藤40g，玄参30g，当归20g，生甘草6～10g。

【功效】清热解毒，活血止痛。

【临床应用】脱疽、瓜藤缠、冻疮化热、股肿、臁疮、下肢蛇串疮、下肢丹毒、玫瑰糠疹、荨麻疹性血管炎等见热毒炽盛之证候者。

【医家分析】

本方首见于《石室秘录》，载方于《验方新编》卷二。《验方新编》治脱骨疽（脱疽）中云："宜用顶大甘草，研极细末，用香麻油调敷，药敷极厚，一日一换，不可间断。忌食发物。不出十日必愈，真神方也。再用金银花、元参各三钱，当归二两，甘草一两，水煎服，一连十剂，永无后患。药味不可减少，减则不效，并忌抓擦为要。"方中金银花甘寒入心，善于清热解毒，故重用为主药；当归活血散瘀，玄参泻火解毒，为臣；佐以生甘草清解百毒，配金银花以加强清热解毒之力。四药合用，既能清热解毒，又能活血散瘀，是治疗脱疽热毒证的良方。"四妙"者，言本方药仅为四味，临床功效绝妙，只要药物用量大力专，服药之后，药力勇猛迅速，使邪去病除，这是"四妙勇安汤"方名之由来。艾老用忍冬藤易金银花，忍冬藤为忍冬的茎叶，又名金银花藤，与金银花功效相似，而解毒通络作用金银花不及金银花藤，而且金银花藤通络止痛之功尤效，且有引药下行之功，用于此方，更能体现其药用价值。

临床应用时原方组成药物不能少，有心血管系统疾病者，甘草应减量；肾功能不全者应慎用；如是阳虚之证应禁用，误用易致阳气更虚，精血亏损。如湿热重时，可加黄柏、苍术、泽泻、薏苡仁等；血瘀明显者，加桃仁、红花、丹参、土鳖虫等；气血两虚者，加南沙参、黄芪、炒白术、鸡血藤等；大便秘结者加决明子、牛蒡子等；热毒炽盛者加黄芩、黄连、蒲公英、紫花地丁等；阴伤甚而口干渴饮者加天花粉、生石膏、知母、生山药等；湿毒而痒重者加土茯苓、苦参等。

【病案举例】

韩某，男，79 岁。右下肢溃疡反复发作 4 年余。有外伤搔破史，无下肢静脉曲张史。检查：右内踝上方约 2cm 处有一溃疡，大小约 4cm×4cm，疮面黄稠脓水淋漓，肉芽欠新鲜，疮口下陷约 0.5cm，边缘高起似缸口，周围轻度红肿。舌苔薄黄腻，脉濡。中医诊断为臁疮，为湿热下注、血脉瘀滞所致。辨证为湿热夹瘀证。方剂选四妙勇安汤加减：金银花 60g，玄参 60g，当归 30g，生甘草 15g，生黄芪 30g，苍术 12g，黄柏 12g，牛膝 15g。水煎服，每日 1 剂。局部疮面予生理盐水清洗后，先将五五丹少许撒布疡面，用红油膏敷贴于疮面，再用无菌纱布包扎固定，每日换药 1 次。治疗 10 天后，疮面明显缩小，脓水减少，肉芽新鲜。再以原方去黄柏、苍术，如法煎服。局部疮面予红油膏与生肌散调和后外敷，并用无菌纱布包扎固定。又经 2 周治疗后，疮面明显改善，继续治疗 2 个月，疮面基本愈合。

按：中医学认为臁疮的病因病机以湿热蕴结、气血瘀滞为主，四妙勇安汤既能清热解毒，又能活血散瘀，故治之甚为合宜。本方用药君、臣、佐、使配伍精当，药味少而药力峻猛，临床依症加味化裁，故获佳效。本病的治疗，内服汤剂固然重要，但外治必不可少，予以局部创面外用五五丹或生肌散。五五丹有拔毒提脓、祛腐生肌之功，生肌散的作用为活血除湿、生肌敛疮。外治与内治合用，相得益彰。

（19）圣愈汤

【药物组成】白芍 20g，当归 5g，川芎 5g，鸡血藤 20g（原方为熟地黄），黄芪 30g，太子参 30g（原方为人参）。

【功效】补气养血。

【临床应用】黄褐斑、瘾疹、油风、痤疮、红斑狼疮、斑秃等现气血不足之证候者。

【医家分析】

圣愈汤原方来源于《兰室秘藏》，曰：治诸恶疮，血出多而心烦不安，不得睡眠，亡血故也，以此药主之。原方药物组成：生地黄3分，熟地黄3分，川芎3分，人参3分，当归身5分，黄芪5分。《外科正宗》亦有圣愈汤。《医宗金鉴·删补名医方论》所载圣愈汤，即四物汤加人参、黄芪，治一切失血过多，阴亏气弱，烦热作渴，睡卧不宁者。方中人参、黄芪补气健脾，以资气血化源；熟地黄、当归、白芍、川芎四味养血活血，补血而无瘀滞之弊。艾老将本方作为补气养血的代表，认为方中熟地黄太过滋腻，有碍脾胃运化，故以鸡血藤代之。鸡血藤，苦、微甘，温，归肝、肾经，行血补血，调经，舒经活络。《饮片新参》认为鸡血藤：祛瘀血，生新血，流利经脉。熟地黄虽然滋补之力较鸡血藤强，然而外科疾病属瘀滞者良多，以鸡血藤代之，通补并行，可防止"实实"之害。太子参、人参均可补气生津，人参大补元气，太子参补气之力远不及；然而太子参平补脾肺，气阴同补，以其代人参即无燥热之虑，且外科之证尤注重养阴固阴，用之更加得宜。另外，黄芪配当归，太子参配川芎，气血同调，有补有行，有养有散。

临床随兼症加减：腰膝酸软，五心烦热，舌质红，苔薄黄，脉弦细数者，加女贞子、旱莲草；畏寒肢冷，大便稀溏，舌淡，苔白，脉沉细无力者，加杜仲、续断、怀牛膝、炒白术；乳房胀痛，月经不调，痛经者，加柴胡、丹参、陈皮、蒲公英疏肝解郁，行气止痛；眠差者，加酸枣仁、柏子仁、茯神；心悸、潮热者，加浮小麦、大枣或者甘麦大枣汤；便秘者，加瓜蒌仁、决明子；眼干者加白菊花、青葙子；面部黄褐斑有气血两虚者，加菟丝子、泽泻等。

【病案举例】

刘某，女，37岁，2014年11月15日因双侧面颊部出现黧黑色斑点、斑片1年就诊。1年前双侧面颊部出现散在黧黑色斑点，伴月经色黑，夹少许血块。自服某中成药治疗，无效。3个月前劳累后颜面斑点逐渐加深，面积扩大并逐渐融合成片，形状不规则，伴烦躁、失眠。诊其面色萎黄，面部棕褐色斑片明显，境界清楚，舌质黯淡，有瘀点，苔薄白，脉弦。辨病为黄褐斑（黧黑斑）。辨证属气血亏虚夹瘀，治以补益气血、疏肝化瘀，兼以补益肝肾。方药：太子参30g，鸡血藤30g，黄芪30g，当归10g，川芎10g，白芍20g，益母草15g，菟丝子

15g, 泽泻 15g, 女贞子 30g, 旱莲草 15g, 茯神 20g, 甘草 6g。病人服药 1 周后烦躁、失眠症状改善, 月经来潮时色暗红, 无血块, 黄褐斑无明显变化。原方去益母草、茯神, 加白芷、白附子各 5g, 继续服药 2 周。治疗 3 周后面部色斑片颜色逐渐变淡, 面色较前稍好转, 继续守方加减治疗。服药同时嘱病人调整情绪, 保持心情舒畅, 避免日晒, 睡眠充足。服药 2 个月后面部斑片色逐渐消退变浅, 继续巩固治疗, 愈后随访未复发。

按: 黄褐斑相当于中医的黧黑斑, 男女均可发病, 好发于女性, 皮损常对称分布于颧部及颊部, 为大小不一, 边缘清楚的黄褐色或深褐色斑片。中医学认为本病与肝、脾、肾三脏关系密切。肝郁、脾虚、肾虚是发病之因, 气血失调, 气血瘀滞, 不能濡养润泽面部肌肤则发斑。此例病人辨证以气血不足为主, 以圣愈汤为主方化裁。方中用圣愈汤益气养血, 气血足而瘀血化, 祛瘀而不伤正; 女贞子、旱莲草、菟丝子补益肝肾, 使精血同源互化; 益母草、泽泻调理冲任。全方补而不滞。二诊加入白芷、白附子, 以药之白祛面部色素斑片, 取其以色治色之意也, 入肺、胃经, 引诸药达于面部, 取其归经, 以为佐使药。

（20）四妙散（丸）

【药物组成】苍术 10g, 黄柏 15g, 川牛膝 15g, 薏苡仁 30g。

【功效】清热利湿。

【临床应用】丹毒、下肢脉管炎、下肢湿疮、下部慢性溃疡等湿热下注所致之疾。

【医家分析】

四妙丸源于《丹溪心法》, 成方于《成方便读》, 原方由 "黄柏八两, 薏苡仁八两, 苍术四两, 牛膝四两" 组成。《丹溪心法·卷四·痛风六十三》述二妙散曰: "治筋骨疼痛因湿热者。有气加气药, 血虚者加补药, 痛甚者加生姜汁, 热辣服之。" 二妙散加牛膝, 制为丸剂即为三妙丸, 再加薏苡仁为四妙丸。此方主治湿热下注诸证。方中黄柏苦寒, 苦能燥湿, 寒以清热, 入下焦; 苍术辛、苦, 温, 辛能发散祛风, 苦温能燥湿; 薏苡仁甘淡, 性寒, 健脾利湿除痹; 牛膝苦、酸, 性平, 活血化瘀, 引药下行, 补益肝肾, 利关节, 使清阳得升。徐大椿在《医略六书》评二妙散（丸）说: "湿热下注, 腰膂不能转枢, 故机关不利。腰中疼重不已焉。苍术燥湿升阳, 阳运则枢机自利; 黄柏清热燥湿, 湿化则真气得行。为散,酒调，使湿热运行则经气清利，而腰府无留滞之患，枢机有转运之权，何腰中疼重不瘥哉？此清热燥湿之剂，为湿热腰痛之专方。"川牛膝苦、甘、酸，平，归肝、肾经，活血通经，补肝肾，强筋骨，引火下行。薏苡仁渗湿，且舒筋缓急。四药组合，达到清热燥湿、祛风通痹之功。今人把四妙丸改为汤剂加味治疗湿热下注引起的多种疾病。

二妙丸专于清热燥湿，适于一切湿热证；四妙丸偏于利湿除痹，是治疗湿热痿痹的主要方剂，应用于各种湿热浸淫偏虚疾患。现代研究表明，四妙丸中的牛膝、薏苡仁能增强免疫功能，有明显的免疫调节作用。相关研究发现，四妙丸主要有抑菌、解热、抗炎、镇痛、镇静等作用。

【病案举例】

李某，女，71岁，2015年10月8日就诊。病人26年前因直肠癌行肿瘤切除术，并行骶尾部放射治疗。6年前，病人骶尾部出现剧烈瘙痒，反复搔抓后破溃、流脓，护理不当，溃疡面逐渐变大。在某医院皮肤科住院治疗，诊断为"放射性溃疡"，予以对症治疗后好转出院。4天前病人再次出现溃疡面周围疼痛，难以忍受。症见：骶尾部可见一6cm×5cm矩形暗红色变硬区，中央见一0.5cm×0.5cm溃疡口，溃疡深而腔内狭窄，溃疡口见少量淡黄色分泌物渗出伴异味。自觉溃疡口周围剧烈疼痛，纳差，大便稀溏。舌质淡，苔黄腻，脉沉细。结合病史，诊断为放射性慢性溃疡。中医辨证为气血两虚，脾胃虚弱，湿热瘀阻证。方选四妙丸加味：苍术10g，生黄柏15g，薏苡仁30g，川牛膝15g，南沙参30g，茯苓15g，炒白术30g，生甘草5g，生黄芪40g，鸡血藤40g，制乳香5g，制没药5g，路路通10g，重楼15g。服药6剂。外治：清洁创面后，上七星丹纱条入溃疡底部，外盖紫草油纱布，干净纱布包扎，每天换药1次。6天后病人疼痛有所缓解，查体较前无特殊。继续予前方，并加入水蛭、丹参、红花活血化瘀止痛，继续服药2周后溃疡面分泌物减少。随症加减化裁，继续治疗数月，病人精神好转，纳食正常，大便成形，溃疡变浅、缩小，疡面红活，仍在家治疗，门诊换药。

按：本病当属中医学的"溃疡"范畴。病人腰骶部有一大片色素沉着区，由于该部位放疗后，皮下粘连，长期摩擦搔抓感染邪毒，化热成脓，热盛肉腐，渐至破溃流脓，湿热邪毒久蕴于此，发为溃疡。溃疡迁延不愈，久之则气血亏虚。结合舌脉，舌质淡，苔黄腻，脉沉细。辨证为"气血两虚，脾胃虚弱，湿热瘀阻证"，病位虽在皮肤，但病性则属虚实夹杂。治疗当以补益气血，健脾益胃，清热化瘀，托毒生肌为法，内治予以四妙丸加味。病人老年，且久病之后气血两虚，脾胃虚弱，故方中加四君子汤合黄芪健脾益气。四妙丸合重楼清热除湿，鸡血藤补血祛湿，乳香、没药、路路通活血祛瘀。诸药合用，共奏健脾益气，清热除湿，活血祛瘀之功。外治用七星丹纱条上溃疡内，外盖紫草油纱布，干净纱布包扎，坚持换药。脓尽后换皮黏散或生肌散收口。

（21）四君子汤

【药物组成】南沙参 30g（原方为人参），白术 15g，茯苓 20g，甘草 6g。

【功效】益气健脾。

【临床应用】外科可用于治疗中气虚弱，脾失健运所致之疮疡，创面糜烂渗液，淋漓不尽，瘙痒不止，伴有脾虚纳少，神疲乏力等全身症状；内科可用于治疗脾胃气虚之慢性胃炎、胃肠溃疡、慢性肝炎等消化系统疾病。

【医家分析】

四君子汤出自《太平惠民和剂局方》，以脾胃气虚为主证，原方中人参（南沙参）甘温益气，补脾益肺，为君药；白术苦温，助君药燥湿健脾，为臣药；茯苓甘淡，健脾渗湿，为佐药；炙甘草甘平，和中益气，为使药。四药相辅，如谦谦君子般平和中正，共收益气健脾之效，主治脾胃虚弱，语声低微，气短乏力，食少便溏，舌淡苔白，脉细无力者。艾老易人参为南沙参，南沙参甘，微寒，可养阴清肺、益胃生津、补气化痰；还可去皮间邪热，并一切恶疮疥疣及身痒，排脓，消肿毒。艾老认为皮肤病初期以热证为多，后期以阴虚为主，主张养阴固阴，保护胃气，故用南沙参养阴以复正气。若便溏，则改生白术为炒白术，重在健脾止泻。全方除甘草保持原始剂量外，参、术、苓分别增至30g、15g、20g，量大而效专，健脾除湿而不伤阴。艾老治病"法于正宗，首重脾胃"，运用此方，一则健脾益气以扶正；二则培土生金，治肺以疗皮；三则除湿祛邪，标本兼治，治病求本。

在临床中，本方对各种慢性皮肤病出现脾气虚弱均可加减应用。气滞轻者，加陈皮，即异功散；兼胸腹胀闷不舒，恶心呕吐者，加半夏、陈皮，即六君子汤；阴伤者加天花粉、麦冬、黄精等；湿毒重者加土茯苓、苦参等；气虚者可加黄芪等；眠差者可加首乌藤、合欢皮、柏子仁；中气虚运化无力，气机失畅，胸膈痞满者，加枳壳、陈皮；脏腑失温，畏寒腹痛者，加干姜、附子之属。

【病案举例】

陈某，女，28 岁。颜面部反复红斑、丘疹、肿胀 1 年多，加重 2 个多月。1 年多前无明显诱因出现额部红色粟粒样大小红斑、丘疹伴瘙痒，无明显渗液、疼痛。外院予"抗过敏药物口服，糠酸莫米松软膏外擦"等治疗后好转。2 个月前，病人自行停用"糠酸莫米松软膏"后上诉症状复发加重，此后病人自行间断外用多种激素软膏，皮损愈发加重。刻诊：颜面部及颈部红肿，上覆少量丘疹、小脓疱及黄色痂壳，皮损局部皮温升高，压之退色，自觉瘙痒、疼痛。舌淡，苔白腻，脉细。中医诊断为红脸疮，证属脾虚湿蕴。病位在皮肤，病性属虚实夹杂，治则以健脾除湿止痒为法。内治方选四君子汤加味：南沙参 20g，白术 20g，茯苓 20g，甘草 6g，麦冬 10g，五味子 20g，生地黄 15g，牡丹皮 15g，百合 15g，知母 20g，玄参 15g，白鲜皮 15g，紫荆皮 20g。6 剂，水煎服，每日 1 剂。局部疮面予橄榄油调水乳化后外涂患处。6 剂后病人瘙痒减轻，红斑、丘疹部分消退。病人睡眠欠佳，遂于原方加珍珠母、合欢皮、柏子仁等安神之品，再服 6 剂诸症减轻，继续巩固治疗至痊愈。

按：本病西医称之为"激素依赖性皮炎"，艾老根据临床特征称之为"红脸疮"，其病因病机不外乎风热侵袭、湿毒蕴肤、热毒入营、气阴两虚，内外合邪，合而为病。本例病人先用化妆品过度，后因用药不当致使病情加重，病久迁延不愈致脾胃虚弱，中气失运，湿邪泛溢。艾老认为激素属大热之物，易助热、伤津，故本例病人所用方药中加入了生地黄、知母等滋阴降火之药。而人之中焦脾胃像广阔之大地，可以长养万物，化解一切废物，以四君子汤加减健脾化湿，将一切邪毒化于无形。本案辅以局部外治，内外合治，标本兼顾，共奏良效。

激素依赖性皮炎病人近年来呈现日渐增多的趋势，大多数病人都有过度使用化妆品或过度使用外用药品的经历，导致皮肤变薄，毛细血管外露，患处皮肤对热、太阳光、空调热空气、化妆品、外用药物、热水等，都高度敏感，一旦遇到以上因素，患处皮肤红肿、痒痛、灼热迅速加重，病人轻者难以忍受，苦不堪言；病情严重者坐立不安，甚至有轻生的念头。所以，在诊治这样的病人时，要耐心解释，治疗的困难和持久性都必须一一讲清楚，这样的说明有时比治疗措施更为重要，临床上一定要高度重视病人的心理因素，我们认为治心比治病更为重要！

（22）桃红四物汤

【药物组成】桃仁 10g，红花 5g，生地黄 20g（原方为熟地黄），白芍 20g，当归 6g，川芎 6g。

【功效】活血化瘀，养血补血。

【临床应用】蛇串疮、疣、瓜藤缠、白疕、紫癜风、瘾疹、风瘙痒、粉刺、红斑狼疮、慢性湿疹、黄褐斑、硬皮病、皮肤角化症等皮肤病。皮肤病症见皮疹肥厚、紫癜、赘生物、结节、肿块、囊肿、色素沉着等皆为血瘀之象，局部疼痛，固定不移，更为气滞血瘀、经络瘀阻之证候者，均可使用桃红四物汤治疗。

【医家分析】

桃红四物汤是《玉机微义》转引的《医垒元戎》中的一个方子，方名始见于《医宗金鉴》，为中医活血化瘀经典方剂之一，由四物汤加桃仁、红花组成，也称为加味四物汤。此方具有补血而不滞血、和血而不伤血的特点，为治疗血病通用之方。方中熟地黄、白芍是血中之血药，当归、川芎是血中之气药，阴阳动静相配，故既能补血，又能和血，加入桃仁、红花，突出了活血化瘀的功效。由于桃仁、红花的活血作用比较缓和，再配合四物汤养血扶正，故本方是一首比较平和有效的活血祛瘀方剂。

艾老在临床应用时灵活多变，对血瘀较重者，可将方中补血养阴之白芍换为活血祛瘀之赤芍，将补血滋阴之熟地黄改为凉血消瘀之生地黄，突出了活血化瘀之功效。肝气郁滞、胸胁胀痛者，加柴胡、郁金；痛经者，加香附、乌药、益母草；气虚者，加生黄芪。

艾老常在治疗带状疱疹后遗神经痛时用到此方。艾老曾说，活血化瘀之类的药在银屑病的治疗过程中用不嫌晚，而在治疗带状疱疹时用不嫌早。所以在带状疱疹后遗神经痛的治疗中运用本方常常还要加入玄参、乳香、没药、蜈蚣等缓痛化瘀通络之品，当然在带状疱疹的治疗初期还是以清解湿热为主，活血为辅。

【病案举例】

常某，女，40 岁，左手前臂外侧红斑、丘疱疹伴疼痛 3 天。刻诊：左手前臂外侧带状分布红斑、丘疹，基底暗红色，未见大水疱、脓疱，伴明显触痛，夜间疼痛较甚。病人诉近几个月来，月经周期紊乱，经量少，色黯红，夹血块。发病前 2 周病人频繁熬夜加班。舌质黯，边有瘀斑，苔薄白，脉弦细。中医诊断为蛇串疮。辨证为气滞血瘀，肝火郁积证。内治方选桃红四物汤加减：桃仁 15g，红花 10g，当归 10g，生地黄 30g，玄参 15g，赤芍 20g，黄芩 15g，黄芪 30g，重楼 20g，土茯苓 15g，忍冬藤 20g，路路通 15g，桑枝 10g，蜈蚣 1 条，甘草 6g。水煎服，每日 1 剂，分 3 次服。外治用二味拔毒散浓茶水调敷患处，每日 1～2 次。服药 6 剂后，病人皮损明显减轻，疼痛明显缓解，守上方继服 3 剂。继续治疗，直至疾病痊愈。

按： 本病名为带状疱疹，中医称之为蛇串疮。本病多因摄生不慎，劳累太过，正气不足，卫外不固，或肝郁气滞化火，或脾虚湿热蕴结，或气血瘀滞化毒而发病。本例病人，中年女性，月事不利，素有血瘀为患，加之劳累过度，正气不足，邪气来犯，气滞血瘀阻于络脉化毒而发为本病，因而治疗的关键在于一个"通"字。桃红四物汤养血活血以化瘀；黄芪助正祛邪；加入忍冬藤、路路通、蜈蚣加强化瘀通络之力；忍冬藤、黄芩、玄参清热泻火，通络止痛；土茯苓一味利湿解毒；桑枝引诸药直达病所。诸药相合，火毒散，瘀血化，络脉通，邪去而痛止。

（23）消瘰丸

【药物组成】 浙贝母 30g，牡蛎 20g，玄参 20g。

【功效】 清热化痰，软坚散结。

【临床应用】 瘰疬、痤疮、扁平疣、脂肪瘤、甲状腺瘤、乳痈、子宫肌瘤、乳腺增生等疾病，有痰湿凝结之证候均可使用。

【医家分析】

本方出自《医学心悟》，原为治瘰疬初起未溃而设。方中玄参清热滋阴，凉血解毒散结，邹澍在《本经疏证》中述其"玄参味苦咸而气微寒，故能于火气之郁伏者发而化之，散漫者泄而化之"；牡蛎软坚散结；浙贝母清热化痰散结。三药合用，可使阴复热除，痰化结散，对瘰疬早期有消散之功；病久溃烂者，亦可应用。全方共奏清热滋阴，化痰散结之效，常用于瘰疬、甲状腺瘤、乳痈、子宫肌瘤、乳腺增生等疾病，属肝肾阴亏，肝火郁结，灼津为痰的病人。亦可用于痰核、瘿瘤等属痰火结聚者。

艾老不拘泥于此方原来主治，根据中医"异病同治"的理念多用此方治怪病顽疾。艾老认为人体上、中、下三部，大凡肿块者皆是痰作祟，结合"见痰休治痰，当以顺气为先"之理，常用消瘰丸合二陈汤加减，或消瘰丸合逍遥散加减。另外，此方与四君子汤或健脾除湿之品合用，则有健脾、升清、除湿、祛浊之功能，实有针对"脾为生痰之源"之意，俾脾脏功能正常则水湿得以运化，从而减少痰之生成。

【病案举例】

张某，男，42岁，反复双侧小腿红斑、结节1年，于2014年5月8日初诊。1年前，病人外感后出现高热，最高体温曾达到39.4℃，伴咽部不适，头身酸痛。病人自行口服抗病毒冲剂等后，高热渐退，但是全身肌肉酸痛无改善，尤其是双下肢沉重，同时发现双侧胫前出现数个绿豆至黄豆大小红斑、结节，触之疼痛明显，数日后红斑、结节可自行消退，留有色素沉着。此后，双小腿反复出现红斑、结节，天气潮湿时，皮损有加重趋势。病人平素心烦易怒，手足心多汗，失眠，厌食油腻，二便尚可。舌红，苔黄腻，脉弦滑。查体：双侧小腿胫前散在绿豆至黄豆大小红斑结节，压痛明显，皮损处皮温略高。西医诊断：结节性红斑。中医诊断：瓜藤缠。辨证：湿热郁结，经络阻隔。治则：清热除湿，软坚散结。内治方选消瘰丸加味：玄参10g，牡蛎30g，浙贝母10g，夏枯草12g，伸筋草15g，鸡血藤15g，金银花藤30g，薏苡仁30g，牛膝12g，藿香10g，佩兰10g，威灵仙15g。水煎服，每日1剂。外治：如意金黄散外敷患处，1日1换。服上药12剂后，疼痛明显减轻，部分结节渐渐消退。于原方中加茜草10g，路路通10g，赤芍15g，继服12剂。外用药同上。两周后病人双侧小腿红斑结节部分消退，四肢肌肉偶有酸痛。予消瘰丸合四君子汤加威灵仙、仙鹤草、薏苡仁、伸筋草、黄芪，继续巩固治疗，直至红斑全部消散。

按：结节性红斑属于中医"瓜藤缠"的范畴，因其结核数枚绕腿胫部发生，如瓜果藤缠绕之状而得名。本例病人因湿热下注，痰热郁结，经络阻隔而发病，故宜清热除湿化痰，散结通络止痛。方中消瘰丸合夏枯草清热化痰散结；薏苡仁、威灵仙、牛膝、伸筋草、鸡血藤、金银花藤通络止痛；藿香、佩兰醒脾开胃以除湿。整个治疗中，处方随症加减变化，始终不离化痰散结的主题，然而不外"除湿散结通络法"的应用。本例病人的治疗中，加入四君子汤意在顾护脾胃，以资后天气血生化之源，正是"正气存内，邪不可干"之意；也能使脾之运化水湿功能正常，水湿痰饮不得停聚下注，以绝疾病反复之患。

（24）马齿苋汤

【药物组成】马齿苋 20g，野菊花 15g，黄芩 15g，牡丹皮 15g，川射干 15g，龙骨 20g，紫荆皮 20g。

【功效】清热除湿，凉血解毒，祛风止痒。

【临床应用】适用于风湿热互结郁于肌肤所致的湿疹、尖锐湿疣等皮肤病。

【医家分析】

本方为治疗湿疹的常用方。湿疹中医称其为湿疮，也称四弯风，《外科大成》曰："四弯风，生于腿弯脚弯，一月一发，痒不可忍，形如风癣，搔破成疮。"马齿苋，味酸，性寒，归大肠、肝经，具有清热解毒、凉血止痢之功，亦可清利湿热，故为方中主药，《本草纲目》云其"散血消肿，利肠滑胎，解毒通淋，治产后虚汗"。野菊花辛散苦降，清热解毒泻火；黄芩具清热燥湿、泻火解毒、止血、安胎之功，二药合用助马齿苋清热燥湿解毒。射干苦寒，能清热解毒利咽，加强清热解毒之力；牡丹皮味苦、辛，性微寒，归心、肝、肾经，清热凉血，活血散瘀，可凉血和营，防湿热邪气生风之弊，《本草经疏》云其"味苦而微辛，其气寒而无毒……辛以散结聚，苦寒除血热，入血分，凉血热之要药也……热去则血凉，凉则新血生阴气复，阴气复则火不炎，而无热生风之证矣"。上二味药共助马齿苋清利湿热、凉血之功。龙骨味甘、涩，性微寒，归心、肝、肾经，能平肝潜阳、镇静安神、收敛固涩。紫荆皮味苦，性平，归肝、脾经，能活血通经、消肿解毒、收敛止血、杀菌祛腐、祛风止痒。二味共用，一则安神、止痒；二则具收涩之性，促进皮损愈合。诸药合用，共奏清热除湿解毒、凉血祛风止痒之功。

艾老善用马齿苋汤治疗中医辨证属于风湿热蕴结的湿疹、过敏性皮炎等疾病。若病人兼有腹胀、腹泻、面色萎黄等脾虚症状，则本方与四君子汤或五味异功散合方使用；若兼恶风、发热、汗出、病位偏上部者，则合用简化消风散；皮损较厚，皮损颜色淡红者，加用桃仁、郁金、夏枯草、丹参等养血活血、软坚散结之品。

【病案举例】

李某，男，38 岁，2014 年 11 月 5 日初诊。病人因"肛周红斑、丘疹反复发作 3 年，加重 1 周"就诊。3 年前，病人突然肛周出现针尖大小红斑、丘疹，伴渗液，瘙痒剧烈，严重时影响睡眠。病人长期于某医院门诊及住院治疗，外用药物（药名不详）后可以止痒，但病情反复，病人因此苦恼万分，肛周瘙痒严重影响病人的正常生活与工作。1周前，病人参加聚会后，自觉瘙痒较平时加重，自行外用糠酸莫米松软膏后无明显缓解，故特来治疗。舌脉：舌红，苔腻微黄，脉滑数。查体：肛周散在针尖至米粒大小红斑、丘疹，见少许渗液，偶见黄色结痂，边界不清。中医诊断为肛周湿疮（湿热蕴结证），治以清热利湿解毒，兼以祛风止痒。内治方选马齿苋汤加味：马齿苋20g，野菊花15g，黄芩15g，牡丹皮15g，射干15g，龙骨15g，紫荆皮20g，忍冬藤30g，连翘15g，茯苓15g，生白术20g，槐花10g，石菖蒲5g，甘草6g。共7剂，每日1剂，水煎服，分3次于饭后服用。外用20%复方黄柏液湿敷，每日1次。二诊：1周后病人诉瘙痒减轻，查体：皮损颜色变淡，部分消退，渗液明显减少，舌质淡红，苔薄黄腻，脉滑。药已中病机，守法守方再进6剂。三诊：病人诉皮损处偶有瘙痒。皮损部分消退。舌质淡红，苔白腻，脉濡。湿邪尚在，热毒已轻，故上方去黄芩、忍冬藤、紫荆皮、连翘、牡丹皮，加防风、藿香、木香、薏苡仁，再予6剂内服；外用蛇黄膏涂患处，1日1次。2周后皮损基本消退，继续予马齿苋汤合四君子汤加减治疗月余，巩固治疗1个月，随访至今未复发。

按：湿疹，中医称为"湿疮"，是由禀赋不耐，风湿热邪客于肌肤而发。本病早期以实证为主，由风湿热邪与气血相搏所致；疾病进展至后期，化燥生风者不少，呈虚实夹杂证。脾虚水湿不能运化是本病的重要病机。本例病人虽然病程较长，然初诊时，病人一派湿热蕴结之势，故予马齿苋汤加减，其中有简化消风散的结构，重在祛邪。三诊及疾病的后期治疗中，兼顾脾胃，治病求其本，防其愈后复发。

（25）祛疣汤

【药物组成】马齿苋20g，板蓝根30g，防风10g，白芷6g，赤芍15g，木贼草30g，薏苡仁60g，重楼20g。

【功效】清热祛湿，解毒散结。

【临床应用】用于扁平疣、尖锐湿疣、多发性跖疣等疾病见湿邪浊热结聚者。

【医家分析】

疮疡之疾有阴有阳，疣很特别，属于半阴半阳之证，治疗得法则易愈，治疗不得法，则很难康复。薛己在《外科枢要·卷四·论疣子》中说："疣属肝胆少阳经风热血燥，或怒动肝火，或肝客淫气所致。盖肝热水涸，肾气不荣，故精亡而筋挛也。"认为本病病在少阳，其病机以虚证为本，本虚标实。故在治疗疣的方药中加入平肝潜阳、清营凉血之品会有更好的效果。

祛疣汤是治疗疣的常用方，从药物组成来看偏于清热解毒凉血。方中马齿苋味酸性寒，入大肠、肝、脾经，清热解毒利湿，凉血散血消肿，最善解痈肿毒热。板蓝根味苦性寒，归肺、心、胃经，清热解毒，凉血消肿。防风祛风解表，祛风湿，止痛。白芷祛风燥湿。赤芍清热凉血，散瘀止痛。重楼味苦，性微寒，归心、肺、肝经，有清热解毒，消肿散结，止痉止痛之功。木贼草味甘、苦，性平，归心、肝、胃、膀胱经，功在清肝明目、止血、利尿通淋。薏苡仁性凉，味甘、淡，健脾渗湿，除痹止泻。诸药合用，共奏清热祛湿、解毒散结之功。

运用本方治疣时，需要根据皮损辨证加减。皮损坚硬、疼痛者，加猫爪草、皂角刺；发于下肢者，加牛膝、独活；红肿、疼痛者，加连翘、紫花地丁；夜寐不安者，合用百合知母汤；疣体数目较多者，加用白花蛇舌草、金银花藤等。

【病案举例】

王某，男，24岁，学生，面部丘疹伴瘙痒2周，加重3天。于2013年10月20日就诊。2周前，病人无明显诱因两颊出现数个大头针帽大小淡褐色扁平丘疹，稍高出皮面伴有痒感。病人以为皮肤过敏，自行服用抗组胺药后瘙痒减轻，后未予重视。3天前，病人运动后自觉面部瘙痒有所加重，再次服用抗组胺药后，无缓解，遂来我院就诊。查体：额头、两颊、双颧部可见散在针帽至粟米大小淡褐色扁平丘疹，部分呈不规则形，稍高出皮面，境界清楚。舌尖红，苔微黄腻，脉滑。中医诊断：扁瘊。辨证：湿热毒蕴证。治则：清热利湿，解毒散结。方予祛疣汤化裁：板蓝根30g，大青叶15g，炒薏苡仁20g，木贼草30g，马齿苋15g，牡丹皮6g，赤芍10g，防风10g，磁石20g，白芷6g，白花蛇舌草15g，生黄芪30g，白术15g，甘草6g。7剂，水煎服，每日1剂。二诊：额头皮疹颜色变淡，微痒，无新发皮疹。舌淡红，苔薄白，脉弦，大便略溏。按前方易生白术为炒白术20g，加车前草10g，鸡内金20g，继续服用10剂。服上方10剂后，病人部分皮损明显变薄，颜色变淡。后以上方为基础加减变化治疗月余，皮损完全消退。

按：扁瘊，西医称之为扁平疣，认为是由病毒感染所致。中医学认为本病乃肝旺血燥，卫外不固，风热毒邪侵袭，阻于经络，客于肌表而成。初诊时病人为湿热之证，予祛疣汤为主方清热利湿，解毒祛邪。二诊时病人虽然皮损好转，但是大便溏，是脾胃受损的征象，故易生白术为炒白术，并加大剂量，同时加用鸡内金，增强健脾之力。由本例病人亦可知扁平疣属半阴半阳证的特点，不可一味清热解毒致使脾胃损伤，当然也不能过用温燥之品，防止皮损暴发。

（26）楂曲平胃散

【药物组成】生山楂20g，建曲20g，槐米20g，苍术15g，厚朴15g，陈皮15g，甘草6g。

【功效】健脾和胃，清热燥湿。

【临床应用】用于治疗脾胃湿滞所致的痤疮、脂溢性皮炎、脱发、湿疹、荨麻疹、过敏性皮炎等皮肤病。

【医家分析】

平胃散出自宋代《太平惠民和剂局方》，古人说它是"治脾圣药"。由苍术、厚朴、陈皮、甘草组成，功用燥湿运脾，行气和胃，能消能散。楂曲平胃散是在平胃散基础上加生山楂、神曲、槐米。方中山楂、神曲、槐米为君药。山楂健脾胃、消食积、散瘀血；神曲健脾消食、理气化湿，兼有辛散之性；山楂与神曲共行醒脾消食化积之功，使胃中积滞得化，且山楂性温兼入肝经血分，有活血祛瘀之功。湿热之邪久居于胃，必有瘀滞，故山楂用之最为得宜。槐米性寒，入血分凉血止血，清肝泻火，三药共为健脾燥湿、除浊祛脂之要药。苍术苦辛温燥，最善燥湿健脾，厚朴苦温芳香，行气散满，助苍术除湿运脾，共为臣药。陈皮理气化滞，合厚朴以恢复脾胃之升降功能，为佐药。甘草调补脾胃，和中气以助运化，为使药。诸药相配，共奏燥湿和胃、清热除湿、祛脂轻身之功。

这是艾老治疗脂溢性皮炎或脂溢性脱发的经验方。一般脂溢性脱发的主要表现就是头皮的油脂分泌比较多；人体内营养物质的输布主要靠脾的分清与泌浊，脾的功能紊乱则营养物质分布受影响，故本病应从脾胃进行论治。脂溢性脱发并不单单说明我们体内的油脂很多，更多的是一种分布的障碍，所以本方是燥湿健脾的一个处方，脾气健运则油脂自然少。艾老在治疗脂溢性脱发之时，常加用诸如生山楂、决明子等现代研究有祛油作用的药物，以增强疗效。在治疗过程中，艾老建议清水洗发，少用或者不用洗发露，有条件的病人可长期用新鲜桑叶三片熬水一分钟洗发，既美发又乌发。

【病案举例】

王某，女，23岁，2014年6月8日初诊。病人因"头面部红斑、鳞屑2个月"就诊。刻诊症见：头面部见散在绿豆至钱币大小红斑，上覆细小油腻性鳞屑，伴见粉刺。病人诉头皮、面部瘙痒，头发逐渐稀疏，腹胀、口干、纳差，大便干，小便黄赤。舌红，苔黄腻，脉滑。诊断为面游风。辨证：脾虚湿热蕴结证。内治方予楂曲平胃散化裁，药用：生山楂20g，槐米30g，建曲20g，苍术10g，厚朴15g，陈皮10g，侧柏叶20g，黄柏15g，佩兰10g，冬桑叶10g，决明子20g，白薇15g，泽泻20g，甘草6g。每日1剂，水煎服，1日3次。外治：外用复方黄柏液稀释为20%浓度涂头部患处。嘱病人忌辛辣油腻之物，平时冷开水洁面，避免勤洗头。服上方7剂后复诊，病人自诉面部瘙痒缓解，大便质干，腹胀、口干减轻，食欲较前增强。望之皮损颜色变淡，未见明显鳞屑。继续予上方加黄芩10g，炒栀子10g，玄参20g。经过3个疗程的治疗，病人自诉大便正常，无腹胀、口干，面部油脂分泌减少。继续予楂曲平胃散合枇杷清肺饮加减治疗2周，病人诸症消失，巩固治疗至皮损完全消退。

按：本例病人为脂溢性皮炎，中医称为"面游风"。中医学认为本病为素体血热，饮食不节，湿热蕴结，损伤脾胃。若再感外邪，湿热与邪气熏蒸瘀滞于头面部肌肤，导致皮肤油腻、脱屑、瘙痒。治疗时予楂曲平胃散加味，可健脾胃、清湿热，脾胃健运，湿热得清，则"水津四布，五经并行"，自然诸症皆除。

（27）琥金散

【药物组成】琥珀末15g，金钱草30g。

【功效】散瘀止血，利尿通淋。

【临床应用】用于皮肤病兼小便不利之淋证，尤宜血淋、石淋等疾病。

【医家分析】

本方是艾老临床常用治疗淋证的经验方，效果良好。方中琥珀性味甘、平，归心、肝、膀胱经，功善镇惊安神，活血化瘀，利尿通淋。《名医别录》记载其"主安五脏，定魂魄……消瘀血，通五淋"。《本草拾遗》述其"止血，生肌，合金创"。可见琥珀一味，安神定魄，化瘀止血，生肌疗疮。而外科疾患多因热毒与瘀滞为患，外科古称疡科，且痒痛之证扰乱神志者尤其多见，故琥珀为中医外科常用药。金钱草味甘、咸，性微寒，归肝、胆、肾、膀胱经，功可利湿退黄，利尿通淋，解毒消肿。《采药志》云："发散头风风邪。治脑漏，白浊热淋，玉茎肿痛，捣汁冲酒吃。"二药合用，共奏散瘀止血，利尿通淋之效。

【病案举例】

刘某，男，74岁，2014年10月9日初诊。病人因"生殖器冠状沟处糜烂、溃疡伴瘙痒2周"求治。追问病史，5年前，病人曾因生殖器赘生物于某西医医院被诊断为尖锐湿疣，经激光治疗后皮损未复发。此后病人自觉会阴部频繁瘙痒，因虑前病复发，自行用盐水、激素软膏等外擦，瘙痒有所缓解。2周前，病人自觉外生殖器瘙痒，经外用卤米松乳膏后无缓解，并于冠状沟处出现糜烂、溃疡，伴渗液，于当地诊所输液等治疗后无缓解。1周前，查溃疡处分泌物真菌涂片：阳性。查体：生殖器冠状沟处见一0.5cm×1cm×0.1cm大小溃疡，表面可见少许分泌物，未见明显赘生物生长。病人诉瘙痒剧烈，夜尿频多，大便正常，舌红，苔白腻，脉数。诊断为生殖器溃疡。辨证：肾虚血瘀，湿热下注证。治以补肾活血，清利湿热。内服方选六味地黄丸合琥金散加减：车前草20g，怀牛膝15g，地黄15g，山茱萸15g，牡丹皮10g，泽泻10g，土茯苓30g，琥珀末15g（冲服），金钱草20g，南鹤虱10g，地肤子15g，生黄芪30g，苦参15g，山药20g，生甘草10g。10剂，水煎服，每日1剂。外用艾利克（生理盐水稀释）湿敷溃疡处。复诊：病人自诉瘙痒明显减轻。查体：溃疡面红润，未见明显分泌物。继续前治疗4周，溃疡面明显缩小、变浅；巩固治疗直至治愈。

按：本例老年病人，因治疗不当导致外阴溃疡，因肾开窍于二阴，故本病辨证当在肾。病人溃疡虽浅，但其患病部位特殊，愈合较困难；且老年病人肝肾俱虚，气血本已不足，加之湿热下注，对创面愈合更加不利，只宜缓图其功。治以六味地黄丸合琥金散，加入利湿解毒之土茯苓，祛风杀虫止痒之地肤子、南鹤虱、苦参，补气、托毒、生肌之黄芪，则全方攻补兼施，使邪去正复，以期溃疡愈合。

（28）生脉饮

【药物组成】太子参30g，麦冬10g，五味子10g。

【功效】益气生津，敛阴止汗。

【临床应用】临床应用于辨证为气阴两亏，症见心悸气短，久咳少痰，体倦乏力，脉微自汗之证候者。

【医家分析】

生脉饮方源自金元时期名医张元素的《医学启源》，由人参（或党参）、麦冬、五味子三味药配伍而成。其中，人参能强心气、补肺气，恢复和增强人体各器官的功能，提高机体免疫力；麦冬养阴、清热、生津；五味子敛肺、止汗、生津，能预防元气耗散。生脉饮全方药性平和，可养阴生津，补气生脉。所以，夏天饮用，不仅能保气养生，而且还能预防和治疗中暑后因出汗太多而导致的气阴两虚证。值得注意的是，本方有收敛之性，益气敛阴止汗，经常被误用于有汗出的诸多实证。正如，清代医家徐灵胎述其"此方伤暑之后存其津液，庸医即以之治暑病，误甚……每用此方收住邪气，杀人无算"。临床上凡出现心悸、气短、自汗、口渴等气阴两虚证，均可用生脉饮作为基础调治方。

【病案举例】

叶某，女，45岁，因"口、眼干燥两年，加重10天"就诊。两年前病人无明显诱因出现口腔干，眼睛干涩，无吞咽障碍、视物模糊。病人于某院诊断为干燥综合征，经口服药物及外用滴眼液等治疗后，干燥症状缓解。10天前，病人进食火锅后自觉咽喉部疼痛不适，并逐渐出现口、眼干燥，明显较之前发病加重，偶有膝关节僵硬、疼痛。3天前，病人出现干咳，无痰，鼻塞，无涕，进食时轻微梗阻感，纳少，眠差，多梦易醒。舌质红，苔少，脉细。中医诊断为燥证。辨证为气阴两虚证，治以益气养阴、生津润燥。方选生脉饮合六味地黄汤加减，处方：太子参20g，麦冬15g，五味子10g，南沙参30g，生黄芪30g，制首乌10g，女贞子30g，旱莲草15g，生地黄20g，山茱萸15g，山药30g，牡丹皮10g，茯苓10g，甘草10g。7剂，水煎服，每日1剂。二诊：病人诉口咽干燥症状减轻，但双眼仍干涩不适，且双膝关节疼痛，舌淡，苔白，脉缓。上方去制首乌、茯苓，加用当归10g，柴胡10g，谷精草15g，老鹳草15g，怀牛膝15g，薏苡仁20g。予7剂，水煎服，每日1剂。三诊：干燥症状稍有减轻，关节未再发疼痛。药已中病机，继续以上方为主调治月余，病人病情控制，仍然在继续治疗中。

按：西医称干燥综合征，属于中医"燥证""燥毒"等范畴，以唾液、泪液分泌减少，口眼干燥为主要表现。中医学认为本病因津液生成、输布、转化障碍或耗伤太过，内不能灌溉脏腑，外不能濡养肌肤、诸窍而发病。治疗主要以益气养阴、生津润燥为主。艾老认为养阴益气之余，尤其要注意部分病人兼有窍络瘀阻，故宜以"通法"疏通窍络，如用石菖蒲、葛根之品，使津液正常输布。

（29）五皮饮

【药物组成】桑白皮 15g，地骨皮 15g，紫荆皮 15g，合欢皮 10g，牡丹皮 15g。

【功效】清热除湿，解毒止痒。

【临床应用】荨麻疹、湿疹、神经性皮炎等皮肤病属湿热之证者。此方临床使用时常与马齿苋汤或简化消风散合用。

【医家分析】

《本草纲目》中提到"以胃治胃，以心归心，以血导血，以骨入骨，以髓补髓，以皮治皮"。皮类药取材于植物器官外表，同人体皮肤一样俱为身体之藩篱、卫外之屏障，多具有祛风固表的功用。皮肤病发于肌表，治疗时遵从中医"以皮达皮"思维，在辨证基础上选用皮类药物，常可获得良好疗效。

肺在体合皮，其华在毛。肺气宣发，宣散卫气于皮毛，发挥卫气温分肉，充皮肤，肥腠理，司开阖及防御外邪侵袭的作用；同时，输精于皮毛以滋养，使之红润光泽。风为阳邪，轻扬开泄，易袭阳位，风邪侵袭，上先受之，皮毛腠理开泄，则肌腠病。火为阳邪，其性炎上。肺为华盖，乃清虚之脏，其位最高，不容纤芥，不耐邪气之侵袭，风、火之邪必先伤。故肺极易受邪热侵袭，入于血脉，灼伤脉络，迫血妄行而外现于肌表，或聚于局部，腐蚀血肉，发为痈肿疮疡。《灵枢·痈疽》说："大热不止，热盛则肉腐，肉腐则为脓。"而动物、植物的皮类药物大多都有祛风清热的作用，作用于肺卫，风息热清而病自愈。

艾老自创的五皮饮是体现"以皮治皮"思维极具代表性的方剂。方中桑白皮甘、寒，长于泻肺平喘，利水消肿，《本草纲目》曰："桑白皮长于利小水，乃实则泻其子也，故肺中有水气及肺火有余者宜之。"地骨皮味甘、微苦，寒，长于清虚热，凉血，清肺降火。其入肺经，虚实两清，气血两清；既不苦燥伤阴又无甘润滋腻之弊，是阴虚内热证的常用佳品。牡丹皮清热凉血，活血散瘀，并能清虚热，凉血不留瘀，活血不妄行，清中有透，能入阴分而清虚热。合欢皮味甘，性平，归心、肝、脾经，功效安神解郁，活血消肿。紫荆皮清热解毒，活血通经，消肿止痒。全方共奏清热除湿、解毒止痒、活血消肿之功。且方中各药都有止痒作用，可以减轻痛痒感，少抓挠而减轻皮损的再次损害。

【病案举例】

杨某，男，29 岁，四川成都人。2015 年 11 月 24 日因"全身红斑、丘疹鳞屑伴瘙痒 3 年，加重半个月"就诊。病人 3 年前被诊断为银屑病，长期口服阿维A 胶囊，病情控制尚可。半个月前，病人无明显诱因皮损加重，就诊时全身泛发红斑丘疹，其上覆盖银白色鳞屑，斑块较厚，以双下肢为主，皮损色红，皮损处可见抓痕，无关节疼痛，二便调。舌淡，苔薄黄腻，脉弦。中医诊断为白疕。辨证：脾虚湿热蕴结证。治以健脾除湿，清热止痒为法。内治方予五皮饮合四君子汤加减：桑白皮 15g，地骨皮 15g，紫荆皮 15g，牡丹皮 15g，南沙参 15g，白术15g，合欢皮 15g，茯苓 15g，猫爪草 10g，茵陈 15g。水煎服，每日 1 剂，10 剂。外治法：中药煎剂加猪胆汁 1 个泡澡 20 分钟，每周 2 ～ 3 次，严格控制水温（33 ～ 37℃）。治疗 10 天后，无新发皮疹，原皮损变薄，颜色变淡，瘙痒明显减轻。以上方加北沙参 20g，鸡血藤 20g，再治疗 2 周后，瘙痒缓解，皮损明显变薄。又经治疗 2 周后，皮损基本消退，继续巩固治疗直至皮疹完全消退。

按：白疕多属于"本虚标实"之证，"标实"为热毒之邪，且热易入营血，耗气伤阴；"本虚"为营血亏虚，亏虚日久出现血燥。本例病人虽为青年，但中医辨证属于脾虚湿蕴证，湿邪有化热征兆，故治疗中重在益气健脾，脾气健运，湿邪自然得化。四君子汤合用五皮饮加减，有健脾除湿、清热活血、解毒止痒的功效，实为标本兼顾之剂。

（30）三子养亲汤

【药物组成】苏子 10g，白芥子 15g，莱菔子 30g。

【功效】祛痰降逆，行气消食。

【临床应用】本方常与胆星汤合用治疗咳嗽痰多等属痰湿壅肺之证候者。

【医家分析】

《皆效方》述本方主治"高年咳嗽，气逆痰痞"。苏子性味辛温，专入肺经，兼走大肠，有下气消痰、止咳平喘、利膈宽肠之效，《名医别录》云其"主下气，除寒温中，其子尤良"。莱菔子性平，味辛、甘，无毒，消食化积，降气化痰，《本草纲目》曰其"莱菔子之功，长于利气。生能升，熟能降。升则吐风痰，散风寒，发疮疹；降则定痰喘咳嗽，调下痢后重，止内痛，皆是利气之效"。白芥子性温，味辛，温肺祛痰，《医学入门》云："利胸膈痰，止翻胃吐食，痰嗽上气，中风不语，面目色黄，安五脏，止夜多小便。又治扑损瘀血。"本方中苏子降气行痰，莱菔子消食行痰，白芥子畅膈行痰，三药合用，共奏祛痰降逆、行气消食之效。清·张秉成在《成方便读》指出："治老人气实痰盛，喘满懒食等证。夫痰之生也，或因津液所化，或因水饮所成。然亦有因食而化者，皆由脾运失常，以致所食之物，不化精微而化为痰。然痰壅则气滞，气滞则肺气失下行之令，于是为咳嗽、为喘逆等证矣。病因食积而起，故方中以莱菔子消食行痰；痰壅则气滞，以苏子降气行痰；气滞则膈塞，白芥子畅膈行痰。三者皆治痰之药，而又能于治痰之中各逞其长。食消气顺，喘咳自宁，而诸证自愈矣，又在用者之得宜耳。"

《素问·至真要大论》曰："诸湿肿满，皆属于脾。"脾为水液升降输布的枢纽。《景岳全书》亦曰："故治痰者，必当温脾、强肾，以治痰之本，使根本渐充，则痰将不治而自去矣。"《景岳全书·痰饮》指出："故善治痰者，惟能使之不生，方是补天之手。"因此，艾老在临床应用祛痰药时，多配以四君子汤或健脾补肾除湿之品，一是用其扶正固本，防"三子"耗伤正气；二是以绝"生痰之源"，加强祛痰之功。这体现了艾老"首重脾胃，以肾为本"的学术特色。若顽痰壅盛，正气尚可者，可于方中加少许枳实，攻痰之力甚猛，张景岳称赞枳实治顽痰有轰墙倒壁之功。

【病案举例】

肖某，女，57 岁，咳嗽痰多伴胸闷 2 周。半个月前，病人旅游途中受凉，出现咳嗽、咳痰，痰白量多，咳嗽剧烈时胸中胀闷不适。病人自行口服某止咳化痰口服液后病情无缓解，今特来求治。病人诉咳嗽，咳白色稀痰，量多，咽痒，胸闷胀，咳嗽剧烈时伴胸痛，小便可，大便溏结不调，纳眠差。舌红苔白腻，脉弦滑。既往史：素患银屑病 10 余年，近来坚持中医药治疗，病情控制较好。中医诊断为咳嗽（痰湿壅阻证），予三子养亲汤合苓桂术甘汤加减：白芥子 10g，莱菔子 30g，苏子 10g，枳实 3g（虚证枳壳 5 ～ 10g），柴胡 5g，黄芩 15g，矮地茶 30g，胆南星 20g（先煮 15 分钟），茯苓 15g，白术 15g，芦根 30g，甘草 6g，炒白芍 20g，桔梗 10g。水煎服，每日 1 剂。服 3 剂，咳嗽缓解，偶有咳痰，余症皆平。病人服完 8 剂，诸症消退，巩固治疗至痊愈。

按：咳嗽，病位在肺，与肝、脾相关，久病可累及肾。本例病人深秋感受外邪，迁延日久，表证已去，痰湿蕴结于肺，肺失宣降，发为咳嗽。病人素体肥胖，肥人多痰湿，结合舌脉，知其咳嗽之因是痰，而生痰之源在脾胃；又《金匮要略》曰"病痰饮者，当以温药和之"，故投三子养亲汤祛痰理气，合用苓桂术甘汤、二陈汤化裁健脾助运，温化痰湿。方中枳壳、柴胡理气和络；白芍合甘草缓急止痛。全方以"气"为治，以药之气理脾肺之气，气行则痰消，诸症皆除。

（31）四参汤

【药物组成】太子参 30g，北沙参 30g，南沙参 30g，生晒参 10 ～ 30g。

【功效】大补气血。

【临床应用】用于因肿瘤、重度感染、各种免疫性疾病引起的气血虚弱证。

【医家分析】

《素问·调经论》云："人之所有者，血与气耳。"气与血在人体生命活动中占有重要作用。艾氏四参汤为大补气血之方，其中太子参味甘、微苦，性平，归脾、肺经，有补益脾肺，益气生津之功，是补气药中的清补之品。生晒参，《药性论》中提道"人参主五脏气不足"，具有大补元气、补脾益肺、生津养血、安神益智的功效。南沙参、北沙参皆能养阴清肺、益胃生津。《日华子本草》称南沙参"补虚，止惊烦，益心肺，并（治）一切恶疮疥癣及身痒，排脓消肿毒"，故南沙参亦能补气、化痰、消肿排脓。《本草纲目》云："沙参甘淡而寒，其体轻虚，专补肺气，因而益脾与肾，故金能受火克者宜之。一补阳而生阴，一补阴而制阳。"四药合用，阴阳相配，气血互生互化，共奏补气养血之功。

【病案举例】

余某，女，77 岁，骶尾部溃疡 1 年。1 年前，病人手术后长期卧床，因护理不当骶尾部皮肤破溃形成蚕豆大小的溃疡，后溃疡逐渐增大，约 30cm^2，基底部颜色淡白，少量渗液，溃疡周围皮肤色暗质硬。病人面色少华，神疲乏力，纳少倦怠。舌质暗，苔薄白，脉沉细。中医诊断为褥疮。辨证：气血两虚，毒滞血瘀证。内治方选四参汤加味：太子参 30g，北沙参 30g，南沙参 30g，生晒参 20g，当归 15g，川芎 5g，肉桂 5g，炒谷芽 15g，炒麦芽 15g，生黄芪 60g，鸡血藤 40g，牡丹皮 15g，桔梗 10g，鸡矢藤 30g。水煎服，每日 1 剂。外治：每日在溃疡处清洁后消毒，用七星丹飞布患处，外盖紫草油纱布，盖干净纱布，每日换药。治疗 10 天后，疮面渗液减少，肉芽新鲜，溃疡周围皮肤颜色变淡。全身症状同前，于上方中加鹿角霜 10g，淫羊藿 15g，漏芦 20g，经治疗两周后，溃疡面肉芽增长明显，面积缩小约一半。前后治疗数月余，病人痊愈出院。

按：中医称褥疮为"席疮""印疮"，多因久卧伤气，血行不畅，局部皮肤、肌肉失于润养，染毒肉腐溃烂而成。本例病人老年，气血本已虚弱，加之疮疡形成日久则更伤气血，卧床日久则气血瘀滞，血脉不通，经络阻隔。故用四参汤补气生血，加当归、川芎活血养血，谨防瘀滞之患；肉桂、谷芽、麦芽温养脾胃。待毒邪已去，创面开始愈合之际，加入鹿角霜、淫羊藿、漏芦以托毒生肌，促进溃疡愈合。

（32）甘麦大枣汤

【药物组成】浮小麦 30g，大枣 10g，甘草 6g。

【功效】甘润滋养，和中缓急。

【临床应用】本方常用于更年期妇女潮热盗汗而引起的汗出、烦躁等症状。在治疗各种汗证的时候亦常配伍收涩养阴之品。

【医家分析】

《黄帝内经》云："诸痛痒疮，皆属于心。"《绛雪园古方选注·女科》注解本方时亦云："经言心病宜食麦者，以苦补之也。心系急则悲，甘草大枣甘以缓其急也。缓急则云泻心，然立方之义，苦生甘是生法，而非制法，故仍属补心。"方中浮小麦味甘，性微寒，归心经，能养心安神、和血润燥、祛热除烦。甘草始载于《神农本草经》，曰："味甘平。主五脏六腑寒热邪气，坚筋骨，长肌肉，倍力，金创，解毒。"《景岳全书·本草正》亦曰："甘草，味甘气平，生凉炙温，可升可降，善于解毒……其味至甘，得中和之性，有调补之功，故毒药得之解其毒，刚药得之和其性，表药得之助其升，下药得之缓其速……祛邪热，坚筋骨，健脾胃，长肌肉，随气药入气，随血药入血，无往不可，故称国老。"故本品能补脾益气，祛痰止咳，缓急止痛，清热解毒，调和诸药。大枣始载于《神农本草经》，列为上品，述其"味甘平。主心腹邪气，安中养脾，助十二经，平胃气，通九窍，补少气、少津液，身中不足，大惊，四肢重，和百药。"三药看似和缓，合用却能甘润滋养，和中缓急，为清补兼施之剂。

本方甘润滋养，和中缓急，艾老经常将其运用于皮肤瘙痒症、银屑病等疾病的治疗中，达到滋润止痒之效。

【病案举例】

张某，男，69 岁。全身皮肤阵发性瘙痒 3 年余。3 年前无明显诱因出现四肢皮肤瘙痒，进行性加重并渐及全身，夜间尤甚，发作甚时，彻夜难眠。检查：皮肤干燥，可见抓痕、血痂，部分区域有苔藓样变及色素沉着，无原发皮损、渗液，二便调。舌淡红，苔少，脉细数。中医诊断为风瘙痒。辨证：血虚风燥证。内治以养血润燥，祛风止痒为法。方予甘麦大枣汤合凉血消风散加减：浮小麦 30g，大枣 10g，甘草 10g，生地黄 20g，赤芍 15g，牡丹皮 10g，龙骨 15g，紫荆皮 15g，黄精 20g，桑叶 15g。水煎服，每日 1 剂。同时嘱病人减少洗澡次数，瘙痒时外擦初榨橄榄油或黄芪霜。治疗 7 天后，瘙痒明显减轻。又经治疗近 3 周后，病人偶有瘙痒，病情基本控制，继续巩固治疗。

按： 瘙痒症，属于中医"风瘙痒""痒风"的范畴，《外科证治全书》曰："遍身瘙痒，并无疮疥，搔之不止。"本病由血虚，或血热风热，或湿热，或风寒等所致，肌表营卫不和是其共性病机。然而，本病定位于心，如《黄帝内经》所说"诸痛痒疮，皆属于心"是也。本例病人年老血虚风燥，肤失所养，肌表营卫不和，故痒。治以甘麦大枣汤甘润缓急；凉血消风散凉血祛风止痒；同时嘱病人减少洗澡次数，避免加重皮肤干燥。两方合用使心神得养，血热去而风自止，瘙痒可解。

（33）简化龙胆泻肝汤

【药物组成】 龙胆草 6g，栀子 15g，黄芩 15g，柴胡 10g，车前草 15g，泽泻 15g，白芍 20g，甘草 6g。

【功效】 清肝火，利湿热。

【临床应用】 适用于带状疱疹、生殖器疱疹、湿疮等疾病辨证属于肝胆湿热证者，现此方多为治疗肝胆湿热证蛇串疮之首选方。

【医家分析】

龙胆泻肝汤原方出自《医方集解》。方中龙胆草大苦大寒，上泻肝胆实火，下祛下焦湿热，为君药。黄芩、栀子具有苦寒泻火之功，加强君药泻火之力，为臣药。泽泻、车前草渗湿泄热，使湿热从下焦水道而去；肝主藏血，为风木之脏，若肝经有热，则易耗伤阴血，方中诸药以苦寒燥湿者居多，恐再耗其阴，故用白芍滋阴养血柔肝，恢复肝之体阴，并能防柴胡劫肝阴之弊；柴胡以引诸药入肝胆之经，并恢复肝之疏泄功能，使气机调畅则湿热之邪易去，共为佐药。甘草有调和诸药之效。诸药合用，共奏清泻肝胆实火、清利肝经湿热之功。

现代药理研究显示，龙胆泻肝汤具有抗病毒、解热、抗炎、镇痛、抗氧化、清除有害自由基等作用，对免疫系统产生积极作用，用其治疗带状疱疹疗效显著。治疗后并未发现有不良反应，所以可以在临床上进行广泛应用。在治疗带状疱疹时，对活血化瘀药的使用，艾老的使用原则是"用不嫌早"，在本方清肝胆湿热的同时，多配伍乳香、没药、延胡索等活血化瘀之品，再配以蜈蚣、全蝎等通络之品，疗效会明显增加。

【病案举例】

周某，男，40岁。因"右侧肩背部疼痛7天，加重伴红斑、丘疱疹4天"就诊。病人自诉7天前无明显诱因出现右侧肩背部疼痛，未予重视，4天前疼痛加重，伴红斑丘疹及水疱，自行购买"α-2b干扰素凝胶"外用，疼痛缓解不明显。查见：病人右侧肩背部可见带状红斑、丘疹，部分红斑上覆米粒大小簇集水疱，疱液澄清，皮损处触痛明显。舌质红，苔黄腻，脉弦滑。中医诊断为蛇串疮。辨证：乃肝经湿热循经上扰所致。内服方予简化龙胆泻肝汤加减：龙胆草6g、栀子10g、黄芩15g、柴胡5g、车前草15g、泽泻10g、白芍20g、制乳香5g、制没药5g、山药20g、当归10g、蜈蚣1条、甘草6g。水煎服，每日1剂。外治：局部创面无水疱处用二味拔毒散清茶水调涂患处，再用无菌纱布包扎固定；水疱处抽取疱液，艾利克稀释后湿敷，每日换药1次。治疗10天后，水疱干涸结痂，余皮损基本消退，继续治疗至疼痛完全消失。

按：蛇串疮的治疗重点：一则预防皮损破溃后感染邪毒；二则疾病后期预防邪气滞留经络，气滞血瘀，发生后遗神经痛。本病皮损若无感染可自行消退，故重在辨证用药，和其血脉，祛除邪毒。艾老治疗本病时多配伍乳香、没药、蜈蚣等活血化瘀，通络止痛药物，故效专力宏，可以很好地预防或减轻后遗神经痛的发生。

（34）加味香连丸

【药物组成】木香15g、黄连8g、羌活鱼10g、煅瓦楞子20g。

【功效】清热化湿，行气止痛。

【临床应用】适用于各种皮肤病兼见肝郁脾虚，胃脘胀痛不适者，临床上以脾虚而现胃脘部灼热或胀痛等症者可以选用本方治疗。

【医家分析】

香连丸,《证类本草》卷七收载此方,云:"香连丸亦主下痢,近世盛行。其法:以宣连、青木香分两停同捣筛,白蜜丸如梧子,空腹饮下二三十丸。日再,如神。其久冷人,即用煨熟大蒜作丸。此方本出李绛《兵部手集方》,婴孺用之亦效。"历代文献记载的与其同名方有 30 多首,其组成、配制、用量、用法、功效与主治等方面均有一定差异。但基本都是在由黄连、木香的组成上改变。历代中医药学家在临床应用中适当顾护脾胃,久病兼加收涩之品,使其更具针对性和实用性。

本方中黄连苦寒,清热燥湿,泻火解毒,尤善治疗毒;木香辛行苦泄温通,具有行气止痛、健脾消食之功。艾老组建本方用意在肝胃同治,在黄连与木香的基础上加上羌活鱼(小鲵科溪鲵,辛咸,温,有行气止痛、续筋接骨的功效,对脾虚,肝胃气痛,跌打损伤疗效明显)行气止痛,治肝胃气痛及血虚脾弱,面色萎黄;煅瓦楞子咸平,消痰软坚,化瘀散结,制酸止痛,用于肝胃疼痛、气滞血瘀及痰积而成的癥瘕痞块,可单用,煅瓦楞子偏于制酸止痛。四药合用,共奏清热燥湿、疏肝行气、和胃止痛、止酸打嗝之功。

临床应用时原方组成药物不能少,为胃部疾病常用方。《医方集解》曰"治脾胃者,补其虚,除其湿,行其滞,调其气而已",艾老在调理脾胃时常常以四君子汤合本方加减,正合其意。

【病案举例】

张某,女,40 岁。因"面颊部褐色斑点 1 年余"就诊。自患病以来,病人曾口服中药治疗。近半年,病人自觉时有胃脘饱胀感,纳差,大便质稀,泛酸,面色发黄。检查:面颊部见少许对称性淡褐色斑点。舌淡,苔白腻,脉弦。中医诊断:鼾黑斑。辨证:肝脾不和证。内治方选香连丸合楂曲平胃散、四逆散加减,药物:木香 10g,黄连 10g,吴茱萸 6g,羌活鱼 10g,煅瓦楞子 20g,焦山楂 10g,建曲 10g,厚朴 15g,炒白术 20g,陈皮 10g,柴胡 5g,白芍 20g,枳壳 10g,菟丝子 15g,南沙参 30g,泽泻 15g。水煎服,每日 1 剂。予上方加减治疗 3 周,病人胃部不适诸症明显减轻,巩固治疗胃病,继续治疗面部色斑。

按:中医学认为黄褐斑的病机为肝、脾、肾三脏功能失调,气血不能上荣于面，导致肾虚肝郁，故治疗黄褐斑需肝、脾、肾三脏同治，气、血、津液同调。本例病人就诊时，已经有胃部不适症状，曾经因治疗黄褐斑时疏于对胃的保护，因而致使脾胃受损，事倍功半。艾老强调治病时须注重脾胃，脾胃健运，气血生化有源，疗效显著。黄褐斑位于头面，部位较高，用药时在补肾疏肝养血的同时，加入甘润平和的风药，如僵蚕、白附子、防风之类，使药力轻扬升散，祛邪于外。

（35）胆星汤

【药物组成】胆南星 20g，芦根 30g，黄芩 15g，鱼腥草 15g，杏仁 10g，桃仁 10g，冬瓜仁 30g，矮地茶 30g。

【功效】泻肺祛痰排脓，解毒散瘀消肿。

【临床应用】用于治疗痰热结于肺之咳嗽，亦可用于痰、瘀、毒所致的皮肤病变，如痤疮、酒糟鼻、黄褐斑、结节性痒疹等。

【医家分析】

正如《杂病源流犀烛·痰饮源流》所云："痰饮，湿病也……皆生于脾，聚于胃，以人身非痰不能滋润也。而其为物则流动不测，故其为害，上至颠顶，下至涌泉，随气升降，周身内外皆到，五脏六腑俱有。"痰浊之邪内可阻于脏腑，外可留于经络，凝于皮肤；其可伤阳化寒，可郁而化火，可化燥伤阴，可阻脉成瘀。胆南星清化热痰，息风定惊，为本方主药。芦根清热生津，清胃止呕，清肺祛痰，排脓，利尿；鱼腥草清热解毒，消痈排脓，长于泄肺热；黄芩清热燥湿，泻火解毒，善清肺火，三药合用增强泻肺热、降肺气之力，直折邪气。肺为储痰之器，上三味助胆南星清肺祛痰。痰乃有形之邪，影响经脉气血运行。桃仁活血破血化瘀。冬瓜仁清热解毒，逐瘀排脓，散结消肿，与桃仁相合，既能清热又能破血，既能逐瘀又能排脓；杏仁肃降肺气，润肠通便，与桃仁合用，既能活血化瘀，又能肃降肺气，更能润肠通便，以治瘀血内阻，肺气不降，大便不通。桃仁、冬瓜仁、杏仁三药合用，逐瘀排脓，使邪气由大便而解。矮地茶祛痰、活血、利尿、消肿，清肺化痰，使毒邪从小便而解。诸药合用，共奏泻肺祛痰排脓、解毒散瘀消肿之功，使肺得其清肃之用。

艾老常用本方来调理肺气，祛痰、化瘀、排脓，是治疗呼吸系统疾病的经验方。本方有苇茎汤的构架，再加上胆南星、矮地茶、黄芩、鱼腥草四味，与健脾的金荞麦、怀山药合用效果会更好。艾老常用此方加减治疗各种肺部疾病，肺热痰多合三子养亲汤，胸腔积液合用葶苈大枣泻肺汤，肺部的肿瘤加用扶正的四参汤及一些软坚散结之品。

【病案举例】

王某，男，20岁，面部丘疹、脓疱2年，近期伴有痰多咳嗽症状加重数日。望之：面部可见散在针帽至豌豆大小丘疹、脓疱，部分皮损顶部可见白色脓点，部分皮下可触及硬结，面部油脂分泌较多。自诉近日痰多咳嗽不已，同时伴口渴喜饮，心烦失眠，尿黄，大便秘结。舌红，苔黄腻，脉弦滑。中医诊断：粉刺伴咳嗽。辨证：肺经痰热壅滞证。治则：清肺化痰止咳，解毒消肿散结。内服方选胆星汤加减，药物：胆南星20g，芦根30g，黄芩15g，鱼腥草15g，杏仁10g，桃仁10g，冬瓜仁30g，矮地茶30g，茵陈15g，白花蛇舌草20g，紫花地丁10g，蒲公英15g，茯苓15g，生白术15g，重楼10g，甘草6g。水煎服，每日1剂。外治：用金黄散调水外敷，硬肿块较大者先予火针挑治疗。治疗3周，病情基本控制，痰多咳嗽症状消失，原皮损处留有色素沉着及瘢痕。后以胆南星汤合楂曲平胃散加减，调治月余，病情缓解。

按：本例病人属阳热之证，且有外感咳嗽，故治宜直折其痰热毒邪，使病情缓解。本病皮损较大、较多，邪气积聚于内，难以将其消散，故借火针之力，提脓祛腐，泄其郁结之痰热之邪。虽然本病皮损位于面部，但究其本源，不外脾肺，一主肌肉，一主皮毛；一为生痰之源，一为储痰之器。故胆南星汤泻肺祛痰排脓，解毒散瘀消肿，恢复肺脏清肃之用；加入白术、茯苓等固护脾胃之药，相得益彰。

3. 外用经验方药

（1）10% 黄柏液（《中医外科特色制剂》）

【组成】生黄柏10g（儿童酌减量至5g，即5%的浓度）。

【制法】清水洗净后，加水200mL或适量煮沸10分钟，过滤去渣，取黄柏水至100mL，备用。

【功效】清热解毒，燥湿止痒。

【主治】有渗出的湿疹、脓疱病、皮炎伴瘙痒者冷湿敷效佳。

【用法】用无菌纱布6～8层蘸适量药水湿敷皮损处，每日3～5次，每次

10 ～ 20 分钟。

【注意事项】皮损处干燥者慎用，对本品过敏者禁用。

（2）5% 千里光溶液（《中医外科特色制剂》）

【组成】千里光 50g（鲜品 250g）。

【制法】清水洗净后，加水适量煮沸 10 ～ 20 分钟，过滤去渣（鲜药以水 2L 煮沸 10 分钟），取水至 1L 备用。

【功效】清热解毒，杀虫止痒。

【主治】有渗出的湿疹、皮炎伴感染者冷湿敷效佳。

【用法】用无菌纱布 6 ～ 8 层蘸适量药水湿敷皮损处，每日 3 ～ 5 次，每次 10 ～ 20 分钟。

【注意事项】皮损处干燥者慎用，对本品过敏者禁用。

（3）加减苦参汤（《中医外科特色制剂》）

【组成】苦参 30g，石菖蒲 10g，苦丁茶 5g。

【制法】清水洗净后，用水 1.5L 煎煮 20 分钟，过滤去渣，取药水 1L 备用。

【功效】清热除湿，杀虫止痒。

【主治】湿疹、痒疹等瘙痒性疾病。

【用法】用无菌纱布 6 ～ 8 层蘸适量药水，拧至不滴水，冷湿敷皮损处；或外洗皮损处；每日 2 ～ 3 次，每次 10 ～ 20 分钟。

【注意事项】皮损处破溃者慎用，对本品过敏者禁用。

（4）复方苦参汤（《证治准绳》）

【组成】苦参 30g，蛇床子 30g，威灵仙 20g，花椒 10g，白矾 10g，香附 10g，白芷 15g，细辛 10g。

【制法】将上药加水 2L 浸泡 20 分钟，后煮沸 30 分钟，用纱布过滤取液，加水至 1500mL，即为 9% 浓度水煎液，冷藏备用。

【功效】清热除湿，杀虫止痒。

【主治】手足癣、阴囊湿疹、皮肤瘙痒症等。

【用法】用无菌纱布 6 ～ 8 层蘸适量药水（纱布不滴水为度）冷湿敷于皮损处；或手足癣洗患处，水温控制在 33 ～ 37℃；每次 10 ～ 15 分钟，每日 1 ～ 2 次，10 次为 1 个疗程。

【注意事项】治疗期间病人注意保持足部干燥，勿与他人共用洗脚盆、浴巾、鞋袜等，鞋袜宜干燥透气，并经常洗涤、暴晒。

（5）蛇床子汤（《医宗金鉴》）

【组成】威灵仙 15g，蛇床子 15g，当归尾 15g，缩砂壳 9g，土大黄 15g，苦参 15g，老葱头 7 个。

【制法】将上药碾碎装煎药袋内，加水 2L 煮沸 20 分钟后取药液 1L，待水温至 33 ～ 37℃，坐浴；或将上药碾碎后，在水锅上蒸热后备用。

【功效】清热燥湿，祛风消肿，杀虫止痒。

【主治】阴囊湿疹，属亚急性无渗出或慢性者均宜；女性外阴溃疡（阴蚀）；会阴部湿疹。症见：皮损干燥、瘙痒，甚者形成丘疹、结节，或搔抓后渗液涔涔，皮损处痛如火燎等。

【用法】蒸后热熨或候水温适宜时坐浴。

【注意事项】局部皮损处见脓性分泌物时慎用；熏洗后出现皮疹、红痒等过敏症状者忌用。

（6）润肤止痒方（经验方）

【组成】生首乌 30g，当归 30g，蛇床子 30g，地肤子 30g，白鲜皮 30g，苦参 15g，苦丁茶 10g。

【制法】将上药加水适量煎煮 30 分钟，滤去药渣，取药液 1.75L 备用。

【功效】养血润燥，祛风止痒。

【主治】慢性湿疹，神经性皮炎皮疹肥厚、无破损等属血虚风燥者。

【用法】温洗患处，水温保持在 33 ～ 37℃，每次 15 ～ 20 分钟，每日 2 ～ 3 次。

【注意事项】治疗期间局部避免搔抓，不用肥皂水及热水烫洗。过敏者禁止使用。

（7）千艾熏洗方（《中医外科特色制剂》）

【组成】千里光、艾叶各 30g。

【制法】上二味以水 3L 煎煮 20 分钟后滤渣存液，取药液 1L 备用。

【功效】清热杀虫，辟秽止痒。

【主治】季节性皮肤瘙痒症、阴囊瘙痒症等。

【用法】用药液温洗患处，水温控制在 33 ～ 37℃，或冷湿敷，每次 10 ～ 15 分钟，每日 1 ～ 2 次，10 次为 1 个疗程。

【注意事项】治疗期间局部避免搔抓，不用肥皂水及热水擦洗。过敏者禁用。

（8）手、足癣浸泡方（经验方）

【组成】苦参 30g，黄柏 30g，大黄 20g，枯矾 20g，海桐皮 20g，独活 20g，生甘草 10g，白芷 15g，五倍子 15g。

【制法】将以上 9 种药加水适量共煎 20 分钟，滤去药渣存液即得，取药液 1.8L 即可。

【功效】清热燥湿，杀虫止痒。

【主治】治疗水疱鳞屑型、浸渍糜烂型手足癣等疾病有特效。

【用法】用时取药液适量浸泡患处 30 分钟，每日 2 次，2 日 1 剂；或取以上药液适量，用无菌纱布湿敷患处。

【注意事项】化脓性创面禁用。

（9）鹅掌风浸泡方（经验方）

【组成】丹参 30g，黄精 30g，生首乌 30g，当归 30g，苦参 20g，蛇床子 20g，百部 15g，威灵仙 20g，食醋 50 ～ 100mL。

【制法】上药以水适量煮沸 30 分钟后滤去药渣，置温，取药液 2L 备用。

【功效】活血养血，杀虫止痒。

【主治】肥厚型足癣、手癣等。

【用法】用时取药液适量，微温时洗浴患处 20 分钟，每日 1 次；或取以上药液适量，用无菌纱布湿敷患处。

【注意事项】保持患处清洁、干燥；避免接触碱性等刺激性物品。对本品过敏者禁止使用。

（10）控油止痒方（经验方）

【组成】明矾 5g，枯矾 10g，苦参 20g，蛇床子 30g，侧柏叶 20g，地肤子 30g，白鲜皮 15g，香薷 20g。

【制法】上药加水适量煎煮 20 分钟，滤去药渣，取药液 1.5L 备用。

【功效】清热燥湿，控油止痒。

【主治】脂溢性脱发、脂溢性皮炎辨证属于湿热偏盛者。

【用法】将药液与清水混匀，清洁患处；或以棉签蘸取药液涂抹于局部；若全身油脂分泌过旺，可加药液少许于清水内洗浴全身。

【注意事项】误入眼睛时，及时用清水冲洗；水温控制在 33 ～ 37℃为宜。对本品过敏者禁止使用。

（11）平疣外洗方（经验方）

【组成】马齿苋 60g，苍术 20g，板蓝根 20g，蛇床子 20g，白芷 15g，苦参 20g，山慈菇 10g，郁金 20g。

【制法】以上诸药加水适量，煮沸 20 分钟后，去渣存液，取药液 1L 备用；或将上药研细末，备用。

【功效】燥湿，解毒，散结。

【主治】用于跖疣隔蒜灸前的熏洗治疗，以增效。或用药粉调水为糊状敷患处后再用隔蒜灸，以增效。

【用法】跖疣隔蒜灸之前，将药粉加入适量水中煮沸 20 分钟，置温；或取已制备药液适量先熏，后加入温水中浴足（可加入 50mL 左右白醋），每次 20 ～ 30 分钟。或用药粉调水为糊状敷患处 4 ～ 6 小时后，再用跖疣隔蒜灸，效果会增加。

（12）苦参止痒消银汤（经验方）

【组成】苦参 30g，黄柏 15g，大黄 20g，地肤子 30g，白鲜皮 15g，白芷 5g，徐长卿 15g，牡丹皮 10g，生地黄 30g，猪胆汁 1 枚临用时加入。

【制法】以上诸药加水适量，煮沸后 20 分钟，去渣存液；或将上药打粉，临用前将药粉以适量水煮沸 20 分钟，备用。

【功效】清热燥湿，祛风止痒。

【主治】进行期银屑病（湿热并重证尤宜）。

【用法】将药液倾入浴缸或大木桶内，将备好的新鲜猪苦胆胆汁加入，先浸泡 20 ～ 30 分钟，再沐浴全身，切忌搓皮损，如果搓皮损会加重病情；水温控制在 33 ～ 37℃，每次 20 分钟，每周 2 ～ 3 次；局部皮损，如手、足部皮损，可先浸泡，后进行局部洗浴。

【注意事项】猪苦胆以新鲜为佳，水温宜接近生理体温，过高或过低均不适；泡澡时周围环境气温不宜过低，注意保暖。

（13）首乌润肤消癣汤（经验方）

【组成】生首乌 10g，当归 10g，牡丹皮 15g，黄精 30g，威灵仙 20g，苦参 15g，地肤子 30g，白鲜皮 10g，猪胆汁 1 枚临用时加入。

【制法】以上诸药加水适量，煮沸 20 分钟后，去渣存液；或将上药打粉，临用前将药粉以适量水煮沸 20 分钟，备用。

【功效】养血活血，润燥止痒。

【主治】静止期、消退期银屑病。

【用法】将药液倾入浴缸或大木桶内与清水混匀，将备好的新鲜猪苦胆胆汁加入，沐浴全身；水温控制在 33 ～ 37℃，每次 20 分钟，每周 2 ～ 3 次；局部皮损，如手、足部皮损，可先熏，后进行局部洗浴。

【注意事项】猪苦胆以新鲜为佳，水温宜接近生理体温，过高或过低均不适；泡澡时周围环境气温不宜过低，注意保暖。

（14）润肤软坚浸泡方（经验方）

【组成】郁金 20g，夏枯草 30g，甘草 10g，胡麻仁 30g，猫爪草 5g，地肤子 30g，蛇床子 30g。

【制法】以上诸药以适量水煮沸 20 分钟，滤去药渣，备用。

【功效】软坚散结，祛风止痒。

【主治】角化过度型皮肤病如皮肤淀粉样病变、神经性皮炎。

【用法】药液与清水混匀先熏，后洗浴局部皮损处，药液温度不宜过高（33 ～ 37℃），每日 1 次，每次 20 分钟，10 次为 1 个疗程。

（15）银屑病无瘙痒药浴方（经验方）

【组成】生地黄 30g，玄参 30g，黄精 30g，地肤子 30g，蛇床子 20g，亚麻籽 30g，苦参 10g，青蒿 20g。

【制法】亚麻籽轻碾破壁，与上 7 味加水适量共煎 20 分钟，滤去药渣取汁备用。

【功效】清热凉血，滋阴润燥。

【主治】银屑病静止期或退行期，热盛伤阴，皮肤干燥者。

【用法】将药液倾入浴缸或大木桶内与清水混匀沐浴全身，水温控制在 33 ～ 37℃，每次 20 分钟，每周 2 ～ 3 次；局部皮损，如肛门、会阴部皮损者可用坐浴法。

【注意事项】水温宜接近生理体温，过高或过低均不适；泡澡时周围环境气温不宜过低，注意保暖。

（16）银屑病进展期药浴方（经验方）

【组成】玄参30g，夏枯草20g，青蒿15g，冬桑叶10g，生地黄20g，大黄15g，猪苦胆2枚。

【制法】上6味煎汤，猪苦胆临用时现取。

【功效】清热凉血解毒（适合急性期血热证）。

【主治】银屑病进展期，血热尤盛者为宜。

【用法】将药液倾入浴缸或大木桶内与清水混匀沐浴全身，水温控制在33～37℃，每次20分钟，每周2～3次；局部皮损，如手、足部皮损，可先熏，后进行局部洗浴。

【注意事项】猪苦胆以新鲜为佳，水温宜接近生理体温，过高或过低均不适；泡澡时周围环境气温不宜过低，注意保暖。（凡洗浴方皆可将药打粉，临用前煎煮药粉，备用。）

（17）红油膏（又名玉红膏）（《文琢之中医外科经验论集》）

【组成】当归60g，白芷30g，紫草30g，轻粉12g，血竭30g，无名异30g，甘草30g，白蜡30g，清油500g。

【制法】将当归、白芷、紫草、无名异、甘草入油内浸3日，放铁锅内文火煎煮至枯，滤去药渣，复将油入锅内熬滚，离火入血竭化尽，后下白蜡熔化，再加轻粉细末搅拌均匀，搅匀后即得红油膏。

【功效】生肌敛口。

【主治】一切疮疡溃烂的疡面均可使用。跌打损伤后化脓，溃疡日久不生新肉者用此膏生肌效佳。

【用法】清洁伤口后飞布适量九一丹或七星丹丹药于创面，将此膏摊纱布盖贴。如果溃疡面新肉生长时，可用生肌散飞布适量，再盖红油膏纱布，生肌长肉效果更明显。

【注意事项】轻粉可不早下，若要加入轻粉则需要将紫草后下，否则药色变黑，影响效力；方中无名异临床运用较少，实为外症中生肌镇痛之良药，特录之。

（18）沃雪膏（经验方）

【组成】麻油 2500g，黄蜡 120g，松香 90g。

【制法】将麻油熬开去油沫，入松香化开后离火，加入黄蜡搅匀，冷却备用。

【功效】温经活血，润燥防裂。

【主治】手脚冻疮红肿、皮肤皲裂及脉管炎掌（跖）指（趾）末端寒冷者。

【用法】用时先用温水洗净患处，拭干后涂擦令局部温热为度效果更佳，每日 3～5 次。手脚冻疮红肿、痒痛、结节时均可轻轻揉涂按摩，令其肿消结散。

【注意事项】本品有防冻、保护皮肤温度、润燥等作用，使用时宜轻揉涂搽，切不可将皮肤搽破。

（19）润肤膏（经验方）

【组成】紫草 5g，当归 15g，凡士林 50g，菜籽油 450g。

【制法】将以上诸药物浸泡在菜籽油中 24 小时，加温浸泡提取，去渣，加热后，离火加入凡士林混匀，冷却，消毒，备用。

【功效】养血凉血，润燥止痒。

【主治】银屑病缓解期、特异性皮炎缓解期、鱼鳞病轻症皮肤干燥者。

【用法】外涂患处，每日 2～3 次。

【注意事项】注意密封保存；如有过敏反应，立即停药。

（20）新蛇黄膏（经验方）

【组成】蛇床子 3g，黄柏 6g，赤石脂 6g，苦参 6g，寒水石 3g。

【制法】上药共研极细末，凡士林加热液化后调匀，调配成 10% 的浓度备用。

【功效】除湿止痒。

【主治】湿热症状明显的皮肤瘙痒者及湿疹瘙痒者。

【用法】将此膏薄涂患处即可，每日 2～3 次。

【注意事项】此膏可治湿疹瘙痒、黄水疮及丘疹性荨麻疹。若黄水浸淫者，可用黄柏水湿敷患处；此膏用治多种皮肤病瘙痒者有效。

（21）紫草油（经验方）

【组成】紫草 15g，黄柏 15g，地榆 20g，牡丹皮 10g，白芷 5g，当归 5g，黄蜡 10g，菜籽油 1000mL。

【制法】将药材浸泡在菜籽油里面密封，浸泡 1 周后，过滤存液，对其消毒，装瓶备用。

【功效】清热解毒，消肿止痛，祛腐生肌，收敛止血。

【主治】治疗感染性伤口、轻度烧烫伤、慢性溃疡等。

【用法】外涂患处，每日 2～3 次，至愈方停；或者用无菌纱布浸渍后敷于创面。

【注意事项】烧烫伤局部用药一定要注意清洁干净；避免局部刺激。本品对 1、2 度烧烫伤有明显疗效。

（22）鸡蛋黄油（经验方）

【组成】土鸡蛋不拘多少。

【制法】土鸡蛋不拘多少，清水中煮熟，取蛋黄，在干净生铁锅中压成细末，文火中慢慢翻炒，颜色变深黄，香味出，渐渐出油，待油出尽，用绢布过滤，待油退去火毒后，备用。

【功效】消肿止痛，润皮生肌。

【主治】治疗慢性溃疡、皲裂、外阴瘙痒皮肤萎缩等疾病有明显疗效。

【用法】外搽皮损创面或滴入瘘管内。

【注意事项】化脓性创面及有腐败组织之创面禁用。

（23）皮粘散（《文琢之中医外科经验论集》）

【组成】炉甘石 60g，朱砂 6g，琥珀 3g，硼砂 4.5g，黄连 15g，熊胆 1.2g，冰片 0.6g，麝香 0.9g。

【制法】炉甘石 60g，火上烧红，用黄连 15g 煎水淬 7 次，阴干后碾细水飞，余药共研极细末，与炉甘石细末研匀，装瓷瓶备用。

【功效】消炎止痛，生肌敛口。

【主治】凡皮肤、黏膜处溃疡，如口腔、眼结膜、肛门、外阴均可撒布或油调外敷。

【用法】清洁溃疡干净后，将药粉撒布于疡面，用膏药或紫草油纱布敷贴。若口腔或下阴处溃疡应先用凉茶洗净，然后撒布药粉，不盖药膏。

【注意事项】本方药制成后上皮肤、黏膜溃疡均无刺激性及疼痛感觉；本方的炉甘石需要在火中烧红，置黄连水中淬 7 次，碾细水飞，否则上伤口有疼痛的感觉，更不能直接撒布皮肤、黏膜处的溃疡；又本方合海浮散撒布治疗慢性溃疡

（如臁疮之类），上覆红油膏有特效。

（24）二味拔毒散（《文琫之中医外科经验论集》）

【组成】明雄黄、白矾各等份。

【制法】上药共研极细末备用。

【功效】清热解毒，活血止痛。

【主治】风湿诸疮、红肿痛痒及蛇串疮（带状疱疹）等。

【用法】用清茶水调化，鹅毛、鸭毛或棉签蘸药水搽患处。

【注意事项】蛇串疮即带状疱疹，本方有特效，水调亦可，但浓度要大，时时搽涂，1日数次，轻症外用药即可收功，重症需配以内服药物治疗，可迅速痊愈；本品用后使皮肤临时着色，颜面部及皮肤黏膜交界处谨慎使用，切记勿入眼睛。

（25）海浮散（《疮疡经验全书》）

【组成】乳香、没药各等份（化裁：疮口流黄水者，加五倍子粉、雄黄、冰片少许；若加硼砂粉、海螵蛸粉可增加生肌效力）。

【制法】上药与灯心草同炒去净油，共研极细末备用。

【功效】提脓化腐，生肌止痛。

【主治】一切疮疡溃后脓少者均可用。

【用法】清洁消毒伤口后，将药粉撒布疡面，外贴膏药即可。

【注意事项】此方两药均等量，与灯心草同炒去油，或将药安箬皮上温火炙干（否则不易去油），研为极细末，少许撒布于患处，上覆盖紫草油纱布；此散用之毒尽则能收口，毒未尽则提脓外出，其功效难以言喻，真可谓简、便、廉、效也。古人称为外科第一方！

（26）九一丹（经验方）

【组成】煅石膏9份，红升丹（三仙丹）1份。

【制法】上药共研极细末，备用。

【功效】提脓生肌。

【主治】一切溃疡流脓少者。

【用法】清洁消毒伤口后，将药粉少许掺布疡面，或将药粉做药捻条插入细小疮口即可，外贴膏药，每日一换。

【注意事项】此药为兑丹之一，根据临床需要，可兑成五五丹、七三丹、八二丹等，主要是以煅石膏与升丹之比例来命名的。

（27）七星丹（经验方）

①七星丹升炼法

【组成】水银 12g，火硝 45g，白矾 15g，轻粉 24g，朱砂 9g，辰砂 9g，银朱 6g。

【制法】将各药分别研细，照安胎图将水银放在锅的中心，次将轻粉围护，再用白矾末围之，四用火硝外围，朱砂、辰砂盖面，布置好以后以丹碗覆之，桑皮纸封锅碗缝，并以熟石膏调如泥封固碗口，河沙掩护丹碗，碗底均匀放大米以测火候，以先文火后武火炼三炷香或火烧 2.5 ～ 3 小时，丹碗冷后刮下丹药退去火毒后，研细装陶瓷瓶密封备用，避光收贮。

【功效】拔毒、祛腐、化管、出骨、生肌、敛口。

【主治】痈疽，对口，发背，疔毒，瘰疬，疤骨流痰，一切已溃疮疡等皆极适用。

【用法】用棉签黏丹，薄薄撒布一层于创面，外以膏药贴之；有窦道者，则做成捻子插入，外盖膏药。每天 1 次。

【注意事项】①对本品过敏者禁用。②大面积创面者慎用。③五官九窍及其邻近部位创面禁用。④放置陈久者疗效更佳，药性缓和而减轻其刺激性疼痛。⑤用量不宜过多，以"但见丹星"为度。⑥宜避光保存，以免氧化变质。

②七星丹研合法

【组成】煅石膏、寒水石各 30g，硼砂、朱砂、轻粉、银朱、冰片各 9g。

【制法】先将煅石膏、硼砂、朱砂、银朱、寒水石入乳钵内研为细末，再加入轻粉、冰片于乳钵内研极细末即可。研细装陶瓷瓶密封备用，避光收贮。

【功效】拔脓祛腐，化管出骨，生肌敛口。

【主治】各种体表溃疡，有脓无脓均可。

【用法】清洁溃疡面后，将丹药少许撒布疡面，外覆药膏或油纱，每天 1 次。瘘管需予药捻。

按： 七星丹，一药二方，组成不同，制作方法不同，升炼的七星丹是传统处方，临床效果很好，但是制作工艺较复杂；研合的七星丹既要保留七星丹的疗效，又要改良工艺，减轻对环境的影响。改良的原则是：必须保留其功效基本相同，都是提脓祛腐药，在此基础上进行改良。研合的七星丹处方是艾老和他的几位老师为了改变制作工艺而进行的改良性研究，经过数年的研究终于成功，又经过数十年的临床实践，证明改良方是有效的，减少了对环境的污染，目前在临床广泛使用，反映良好。

4. 特色疗法

（1）浸浴疗法

【适应证】关节炎、肌炎、荨麻疹、皮肤瘙痒症、银屑病等。

【禁忌证】重症动脉硬化、心肾功能代偿不全、活动性结核、身体极度衰弱、出血倾向、皮肤化脓性疾患、恶性肿瘤。

【操作方法与内容】

①全身浸浴每次用水量一般为浸浴全身为度。根据治疗方案不同可选用矿泉水浴、艾利克浴、中药浴、淀粉浴、米糠浴等。②乳部以上应露出水面，如进行热水浴，必要时头部可冷敷。③保持室内通风良好，防止药物气体积聚、缺氧等。④治疗时应注意询问病人反应，如有头晕、心慌、气短、面色苍白、全身无力等，应停止治疗。⑤每次浸浴时间一般为 15 ～ 20 分钟，每周 2 ～ 3 次，12 ～ 20 次为 1 个疗程。药浴后注意皮肤保湿，适当休息方可离去，防止着凉。⑥每次治疗结束，应将浴盆消毒，擦洗干净。建议最好使用一次性浸浴袋。

【注意事项】

①治疗前应了解病人全身情况，如有发热、全身不适、月经期，宜暂停治疗。饱食及空腹时也不宜进行治疗。②治疗室应有良好的通风和保暖设备。更衣室内温度不应低于 22℃。温水和热水浴室内温度不应低于 25℃。③治疗中禁止病人自己向盆内放水或随意改变治疗条件，并督促病人严格遵守治疗时间。④药物浴时，应将加入盆中之药物充分搅匀。⑤浴巾、浴衣应经常换洗，保持清洁。⑥本疗法尚可据皮损分布特点进行局部治疗，如手部浸浴法、足部浸浴法和足浴法，依前法操作即可。⑦如果病人有足癣，应当先处理足癣，封包后再泡澡。

（2）封包疗法

【适应证】银屑病、神经性皮炎、湿疹、皮肤淀粉样变病、局部皮疹肥厚干燥瘙痒的皮肤病。

【禁忌证】皮损破溃、感染，对敷料过敏者。

【操作方法与内容】

①根据疾病类型及皮损特征选择适宜的外用药物。②可配合浸浴疗法，病人浸浴后将外用药物均匀地涂搽于皮损处，若皮损肥厚者外搽药时可适当辅助以揉法，促进药物渗透、吸收。③根据病情可选择单层纱布或塑料薄膜覆盖皮损处封包，以胶布固定。④根据病人耐受情况及皮损特征选择封包时间，一般选择1～4小时。⑤对封包疗法不适应的病人，应当立即停止使用。

【注意事项】

①涂搽药应力求均匀，药物厚度应比平时稍厚，无皮损处尽量不予搽药。②纱布或塑料薄膜使用前应清洁干净，尽量使其紧贴皮损。③夏季气温高时尽量不予封包，以防中暑。④肥厚、顽固性的皮损搽药时可辅助揉法，促进药物吸收。⑤冬季运用本法时注意保暖，以防感冒。

（3）药汤喷淋法

【适应证】疖痈破溃流脓、创伤皮肤感染、皮肤溃疡或湿疹浸淫流滋者。

【禁忌证】传染病、心脏病、高血压、重症感染、干性坏疽、饱食、劳倦及妊娠期、月经期妇女。

【操作方法与内容】

①据病情选择合适外用的低浓度中药煎液。方法：将中药加适当自来水煎煮15～20分钟后，滤去药渣，留置药液至温热，将药液装入喷壶内备用。②充分暴露皮损处，必要时可对正常皮肤予以防护。③用喷壶持续将药液喷洒于患处淋洗皮损，可用镊子或棉签辅助清洗创面。④待患处脓液痂、坏死物痂清除干净后，常规消毒、换药。⑤患处感染严重者不宜使用本法。

【注意事项】

①药液温度不宜过高，否则对患处刺激而加重疼痛等不适感。②淋洗患处时若脓液痂或坏死物痂过多或与创面黏附紧密，可用镊子、棉签或剪刀辅助清除。③淋洗后必须常规消毒、换药。

（4）橄榄油疗法

【适应证】颜面再发性皮炎、银屑病、神经性皮炎、慢性湿疹及皮肤瘙痒症。

【禁忌证】皮损糜烂、破溃、水疱、感染，橄榄油过敏者。

【操作方法与内容】

①根据疾病类型及皮损特征予病人初榨橄榄油外搽皮损处。②每日 2 ~ 3 次，外用橄榄油，此外尚可配合间隔使用适宜的其他外用剂；若病人皮损干燥明显、瘙痒剧烈者，橄榄油不拘时间外用。

【注意事项】

①外用本品过程中不可过于刺激皮损，若有瘙痒、灼热、疼痛等不适宜，及时用冷开水清洁皮损。②据病情，可配合使用其他药物，也可配合使用其他疗法，如冷喷治疗、湿敷或者浸浴疗法等。③本疗法主要用于保湿防晒、缓解皮肤炎症，恢复皮肤屏障功能，忌频繁清洗、搔抓皮损。

（5）猪苦胆疗法

【适应证】银屑病、湿疹及皮肤瘙痒症。

【禁忌证】皮损糜烂、破溃、水疱、感染、过敏者。

【操作方法与内容】

①本疗法须提前备 2 ~ 3 枚新鲜猪苦胆，常联合浸浴疗法。②药浴时需准备适量的水，小于 37℃（以病人自觉不冷为佳），加入药液后同时挑破猪苦胆 1 个，将新鲜猪胆汁混入浴缸中。③病人药浴浸泡时间控制在 15 ~ 20 分钟。

【注意事项】

①部分病人不适应猪苦胆特殊的气味，浴后可用清水冲洗。②药浴时水温以不冷为佳，忌水温高烫洗皮肤，易加重病情。③浴后可联合橄榄油疗法，或外搽保湿剂。

（6）新鲜桑叶疗法

【适应证】黄褐斑、脂溢性皮炎、脱发及痤疮。

【禁忌证】皮损糜烂、破溃、水疱、感染、过敏者。

【操作方法与内容】

①每次用前先准备新鲜桑叶 5 ~ 10g（冬桑叶亦可）。②上药以水 2L 煮沸1 ~ 2 分钟，滤取药液备用。③可用于洗头后清洁浸泡头皮，洁面，或者湿敷患处。也可用新鲜桑叶捣烂如泥敷患处。

【注意事项】

①药液温度不宜高过皮肤温度。②药浴时水温以不冷为佳，忌水温高烫洗皮

肤，易加重病情。③浴后可联合橄榄油疗法，或外搽保湿剂。

（7）拔罐法

【适应证】静止期银屑病、神经性皮炎、慢性湿疹及皮肤瘙痒症。

【禁忌证】皮损糜烂、破溃、水疱、感染，皮损在关节周围者。

【操作方法与内容】

①治疗前先为病人施治皮损处外搽润滑剂（凡士林、甘油或者软膏）。②每次使用前须对火罐消毒、灭菌。③皮损肥厚者多施予走罐法、闪罐法；皮肤瘙痒症可行留罐法。

【注意事项】

①操作须规范，避免烫伤病人皮损。②部分病人治疗后出现水疱，若水疱较小可待其自行消退；若水疱较大，消毒后抽取疱液，预防感染。③施治时间可从短逐渐延长，待病人适应后维持一定的量行周期性治疗。

（8）火针止痒

【适应证】神经性皮炎、痒疹及皮肤瘙痒症等。

【禁忌证】皮损破溃、糜烂及高血压、糖尿病病人慎用。

【操作方法与内容】

①施治前皮损处用碘伏常规消毒。②选取三头火针用酒精灯外焰将火针针尖烧红。③垂直皮损平面下针，可连续点刺2～3次后再次用酒精灯外焰加热火针。

【注意事项】

①宜垂直进针，深度不超过1mm。②施治处创面2～3天不洗浴。③皮肤瘙痒及老年病人每次施治皮损面积不宜过大，以防发生晕针。

学术思想

川派中医药名家系列丛书

艾儒棣

一、强调固根本，百病重脾胃

治病必求于本，本于阴阳。从古至今，临床医家都十分重视后天之本——脾胃的保养护理，正如明代医家李中梓在《医宗必读》指出："安谷则昌，绝谷则亡。犹兵家之饷道也。饷道一绝，万众立散；胃气一败，百药难施。一有此身，必资谷气。谷入于胃，洒陈于六腑而气至，和调于五脏而血生，而人资之以为生者也。故曰后天之本在脾。"

要重视脾胃在人体生理病理中的作用，脾胃乃"后天之本""水谷之海"，是人体气机升降出入的枢纽，医圣张仲景在《黄帝内经》《难经》基础上提出"四季脾旺不受邪"的著名论点，突出调理脾胃在防治疾病中的重要性。更有金元时期李东垣创脾胃学说和补脾理论，强调补脾胃即补益元气；而外科三大流派之首的陈实功也十分重视脾胃，其在《外科正宗·痈疽治法总论第二》中指出："脾胃者，脾为仓廪之官，胃为水谷之海……一表一里，一纳一消，营运不息，生化无穷，至于周身气血、遍体脉络、四肢百骸、五脏六腑，皆借此以生养。又谓得土者昌，失土者亡……所以命赖以活，病赖以安，况外科尤关紧要。"故艾老在中医外科、皮肤科疾病的治疗中首先重视脾胃，主要表现在以下三个方面：

1. 脾肾乃人身之大宝，调补先后天奏良效

人有脾肾二脏，称为后天先天，脾肾是决定人一生健康与长寿的关键。脾为后天之本，肾为先天之本。在生理上两者相互促进，相互滋生。首先，脾之运化水谷精微，全赖脾阳推动，而脾阳来源于人体元阳之根本——肾阳，即所谓"脾阳根于肾阳"；其次，先天之本必须得到后天水谷精微的充养，才能不断循环化生，永不枯竭。在病理上两者相互影响、相互克制。脾肾任何一方的受损都会直接或间接导致另一方的受损，如肾阳不足，必然出现脾阳虚衰；脾阳久虚，日久也可造成肾阳不足，而渐成脾肾阳虚之病证。现代研究发现，脾的功能与人体多系统多器官功能密切相关，脾虚可表现为自主神经功能紊乱、消化系统功能降低、内分泌紊乱、免疫功能低下等。而临床上治疗慢性全身性疾病，从中医辨证分析看，多属脾肾两虚、气血失和、阴阳失调的证候，采用健脾益肾、补益气血、调和阴

阳的治法往往多奏良效。如艾老应用具有健脾益肾功效的狼疮合剂，在临床上不仅治疗脾肾两虚为主的系统性红斑狼疮、皮肌炎、硬皮病等结缔组织病获效甚佳，而且用于治疗特应性皮炎、慢性湿疹、天疱疮等疾病也获得了良好疗效。

2. 健脾除湿祛邪，顽症可治可调

脾的功能失调，可以导致水湿内停，湿邪内侵脏腑，外犯皮肤，内外受邪往往形成顽固的慢性皮肤病。皮肤病的发病病因中，湿邪是一个很重要的常见致病因素。若在临床上表现为皮损水疱、糜烂、渗液、水肿或皮肤肥厚，病程较长，缠绵不愈，舌质淡，舌体胖大或有齿痕等症状。根据"诸湿肿满，皆属于脾"及"水惟畏土，故其制在脾"的理论，急性者多是因湿邪困阻脾胃而致气机升降失调致病，或湿邪蕴结成毒外发皮肤病，故在治疗上往往采取健脾利水或健脾除湿解毒之法，用以治疗急性湿疹、天疱疮等效果好；如为慢性者，则是因为病情日久损伤正气，导致脾气不足，脾虚不能运化水湿而致，故在治疗上则采用健脾除湿补肾之法，如治疗慢性湿疹、脂溢性皮炎、女阴溃疡、结节性痒疹等慢性皮肤病亦获较好疗效。

3. 健脾胃以助生新，补气血以愈溃疡

脾主肌肉，健脾可以生新肉，其治法应归入补法。补法用于溃疡期，根据辨证或予以补气养营，补血益卫，或气血双补。艾老特别强调溃疡期补脾益胃是重点，正如古人云"有胃气则生，无胃气则死"，脾胃为气血生化之源、后天之本，脾胃健运，则气血充足，溃疡愈合亦迅速。因溃疡每日流脓而耗伤气血，日久会导致气阴不足；而溃疡脱腐后，生新肉必赖气血之充养，故中医名家张山雷在《疡科纲要·卷上·论溃后养胃之剂》中指出："外疡既溃，脓毒既泄，其势已衰，用药之法，清其余毒，化其余肿而已。其尤要者，则扶持胃气，清养胃阴，使纳谷旺而正气自充，虽有大疡，生新甚速"。艾老治疗慢性溃疡之经验方加味补血解毒汤合益胃汤，方中黄芪、山药和甘草，均是固脾益胃、生肌敛口之佳品；而且黄芪一味能够益气、升阳、托毒、透脓、消肿、生肌，用之恰当，效果显著。

二、虚证补肾尤要，治疗痼疾奏效

肾是人身中最关键的脏腑，为先天之本，又是确定人体健康与否及程度的重要因素。肾是人体元阴元阳的收藏之所，主调节一身之阴阳，阴阳平衡则气血调

和，百病不生；一旦阴阳失调，则百病丛生。在临床实践中，如能以肾为本，通过调节肾中之阴阳平衡，从而使全身的阴阳达到相对平衡，则顽疾亦可调治。如"红斑狼疮"一病，病根在肝肾，本于肾精亏损，而致骨痛、水肿、脱发、恐慌、口中有咸味等症状，常常因劳累加重等。根据五行生克制化理论，若肾亏母不养子，水不涵木，则肝失濡养：一则肝失疏泄，肝气郁结，故而出现情志抑郁，悲观失望；二则阴不潜阳，肝阳上亢，出现癫痫、头痛、狼疮性脑病等神经系统受损的表现，此乃母病及子。肾虚子盗母气，则致肺气亏损，肺阴耗伤，出现口燥咽干、少气懒言、潮热盗汗等表现，此乃子病及母。肾精亏损，则肾水不能上济于心，水火失济，则心火独旺于上而无水能制，出现心烦不寐、口腔溃疡等表现；再因日光照射，内外之毒火相搏，热盛迫血妄行则发面部红斑，形如蝴蝶状。肾亏日久，阴损及阳，阳虚失于温煦，水气不化，则浊水内泛，可见浆膜腔积液、水肿；又因先天肾阳亏损，必累及后天脾胃之阳，故而脾胃失于运化，一方面水谷不得腐熟，则见腹胀腹痛或腹泻完谷不化，另一方面水湿不化则浊水停于中焦出现腹水或溢于肌肤，上下相合，出现水肿，此乃相侮。可见该病肾精亏损为本，继之累及五脏六腑，而出现多种复杂症状。因此在治疗该病时补肾最为重要，故而以金匮肾气丸或首乌地黄汤为基础方加减治疗。

又如"阳痿"一病，病因复杂，玉茎为肝所主，宗筋所聚，故此病和肝关系至为密切，但疾病发展最终影响肾，乙癸同源，除治肝之外，当补其肾。因痿虽为虚证，但今世之人，多纵欲过度，耗散真阴，阴损及阳，日久致阳痿不用。若纯用壮阳之品，只可兴一时之痿而竭其精，而痿日益加重，治宜阴中求阳，滋肾水而涵肝木，略加温肾之品如韭子、菟丝子，是治本之道，遂用经验方秃鸡丸（鹿角胶、仙茅、淫羊藿、女贞子、熟地黄等）即是此例。又如慢性骨髓炎、骨结核，其溃疡日久不消，或创口久不愈合，治疗则从肝肾入手，补益肝肾，温养筋髓，使肾气旺，筋骨强，气血充，疮口自可愈合。艾老临床常以虎潜丸加减合金宫散（蜈蚣、全蝎、土鳖虫各等份研末，每日3g，蒸鸡蛋1～2枚服，10日1个疗程，间断服用），即在补益肝肾的基础上，加和血通络药物，其效甚佳。

三、扶正祛邪不伤身，带癌生存和为贵

　　自古以来，中医书籍中关于癌瘤的治疗内容很丰富。比如：宋代著名医家杨士瀛《仁斋直指方论》中对癌形成的原因、症状、辨证治疗均有十分精彩的论述。癌瘤古称石痈、癥瘕，为顽固难疗之疾。治疗此类疾病，中医治疗有补益气血、活血化瘀、软坚散结、行气化痰等治法以消散其结，缓解症状，提高生活质量；西医除手术治疗外，多以放疗、化疗治之，这两种治法近期都可缓解症状，尤其是放疗、化疗对部分癌瘤效果良好。但放疗、化疗的副作用也最为明显，病人常有疲乏、脱发、恶心、纳差及气阴两虚等一系列正气不足的表现。尽管癌瘤的发生有多种原因，但正气不足，脏腑功能紊乱是其发生癌瘤的根本原因，正如《素问》所说"邪之所凑，其气必虚"，故治疗之法重在扶正祛邪。《素问·六元正纪大论》指出："大积大聚，其可犯也，衰其大半而止，过者死。"指出治疗岩症的原则。明代医家李中梓在《医宗必读·积聚》中指出："积之成也，正气不足，而后邪气踞之，如小人在朝，由君子之衰也。正气与邪气势不两立，若低昂然，一胜则一负。邪气日昌，正气日削，不攻去之，丧亡从及矣。然攻之太急，正气转伤，初、中、末之三法，不可不讲也。初者，病邪初起，正气尚强，邪气尚浅，则任受攻；中者，受病渐久，邪气较深，正气较弱，任受且攻且补；末者，病魔经久，邪气侵凌，正气消残，则任受补。盖积之为义，日积月累，匪朝伊夕，所以去之，亦当有渐，太亟则伤正气，正气伤则不能运化，而邪反固矣。"这里指出治疗肿瘤时，攻补治法应当分期辨证治疗的重要性。无论中医、西医，扶正提高病人正气及机体免疫力，都应始终贯穿于治疗的全过程。带瘤生存，人体与癌瘤和平共处，往往获得意想不到的效果，这是正确使用扶正祛邪治法的结果。以扶正祛邪并举，视其不同阶段，有所偏重，只顾攻疾或一味扶正的方法都是不可取的。扶正方面根据病人情况可选用四君子汤、生脉散、玉屏风散、四参汤等，祛邪方面根据不同情况可选用活血化瘀、软坚散结、通络止痛、除湿利水之品。在临床中艾老还常常选用中成药灵芝孢子粉配西黄丸治疗癌瘤。1981年3月，曾治夏某，男，56岁，左肺门癌大如鸭蛋，不宜手术，亦未用化疗，以沙参麦冬汤合苇茎汤、消瘰丸加减治疗，服药4年余，存活至2000年因心脏病去世。1998年曾治瞿某，患晚期肝癌，以黄荆四逆散（黄荆子、黄芩、郁金、枳壳、白芍、柴胡、甘草等）、生

脉散、斑蝥丸（斑蝥、人参、熊胆）加减治疗，存活至 2005 年 10 月。以上治疗肿瘤之法，病虽不同，但补益扶正始终是晚期肿瘤治疗的一个重要方面，在此基础上根据疾病的不同类型，酌加针对此病的药物如半枝莲、白花蛇舌草、毛慈菇、猫爪草等。虚证病人不宜过度治疗，这是艾老在临床上的一点体会。

四、怪病巧治痰，痰去病消散

临床疾病千奇百怪，如果没有抓住主要矛盾，就不知如何下手治疗。艾老临诊，就诊病人中怪病顽疾颇多，针对这类疾病，他遵从"百病多由痰作祟""怪病多从痰治"的理论，从痰论治，获得满意疗效，这也是艾老治疗疾病的一大特色。中医学认为痰既是病理产物，又是致病因素，艾老将此理论灵活运用于临床，认为人身上中下有肿块者皆是痰，结合"见痰休治痰，当以顺气为先"的理论，用消瘰丸合二陈汤或逍遥散治疗乳腺增生、甲状腺瘤、乳病、子宫肌瘤、脂肪瘤等症，并常常加用四君子汤或健脾除湿之品，因为"脾为生痰之源"，只有脾脏功能正常才能促进水湿的运化，从而减少痰的生成。艾老曾治疗一患乳病男性病人，用消瘰丸合四逆散治疗 1 周后局部肿块变软，4 周后肿块缩小，守方两个月后临床痊愈。病人任某，男，60 岁，发现右甲状腺瘤数月，考虑不同治疗方法的利弊后，选择用药物治疗。检查：右甲状腺瘤大约 4cm×4cm，活动，质中等硬，边界清楚，随吞咽活动肿块上下移动，彩色超声波检查结论是实性占位，诊断为甲状腺瘤（中医称肉瘿），舌苔薄白、质常，脉弦。治疗仍以疏肝行气，健脾化痰为法，用消核散加减治疗，服药半年余，2006 年甲状腺瘤完全消散，随访 5 年未复发。10 年后，因朋友聚会相见，问其病情，一切正常。由于艾老受《外科正宗》"海藻玉壶汤"的启发，临证时还往往配伍淡海藻、淡昆布、甘草以化痰软坚散结，并认为海藻反甘草，用之恰当不为害，而是"相反相激，激之以溃其坚"，用于临床可获良效，非寻常药可比，临床治疗肿块病人数以万计，无一例出现中毒，实安全效佳之良药，其精妙之理，诚如李时珍《本草纲目》所说甘草配海藻"乃不为害，非妙达精微者，不知此理"。《本草纲目》又言东垣治瘰病用甘草、海藻，以消肿溃坚，"盖以坚积之病，非平和之药所能取捷，必令反夺以成其功也"。清代名医冯兆张在《冯氏锦囊秘录·卷一》中有精彩论述曰："畏恶之中，亦可相成，在因病制方轻重多寡之间也。至于相反，两仇不共，然大毒之病，又须大毒之药以劫之，虽相反之中，亦有相成之妙，神化在是，顾良工用之耳，奈何近医舍至灵至变之玄理，而执不灵不变之成方，果若斯之奇，则上古圣贤，千言万卷，只为赘余，而今之学人，神圣工巧，一切可废矣。"以上先贤的论述十分精彩，将临床反药的应用要领，说得十分明白，供同道参悟。一般体质病人，甘草仅用3g即可，体强者可加到6g，则效力倍增。在此基础上，将文老的经验方消核散研究制成治疗乳腺增生病的新药获得成功，造福万千乳病病人。（编者按：此方非平常治法，阅读者未经医生同意不可自用！）

五、顽症固难疗，虫药奏奇效

虫类虽药性猛烈，若用之得当，有疗痼疾、起生死的功劳。艾老治疗顽固性外科杂病，常于处方中巧用虫药，较之草木之药效显力专，但是虫药用之不当，其副作用也较草木之药明显，应当准确应用。下面从几个方面来介绍虫类药的具体使用。

1. 虫药善行入络，搜邪直达病所

艾老认为临床治疗顽疾，草木之品确有一定疗效，但总不尽如人意。同时根据顽毒深入肌腠筋骨，难散难除，以及"久病入络"的病机特点，重点运用虫类药物，以虫药毒性之偏以攻其毒，取虫药散行走窜之性入络搜邪，即所谓"辄仗蠕动之物，以松透病根"（《临证指南医案》），直捣病所。且虫药走窜之力甚著，内而脏腑，外而经络，凡气血凝滞者兼能开之散之。如治疗顽固性神经性皮炎、慢性湿疹、银屑病，在辨证基础上佐以乌梢蛇、僵蚕、蝉蜕、地龙、全蝎等入络搜邪；治疗脱疽、附骨疽、瘰疬，以金宫散（全蝎、蜈蚣、土鳖虫等量药粉，取3g，蒸鸡蛋1～2个）内服。例如2011年5月治疗文某，男，56岁，左膝关节骨髓炎30年，加重3年，经成都某医院诊断为慢性骨髓炎，拟行人工关节置换术，因考虑手术的风险，加上病人是一人独居，顾虑甚多，经人介绍应用中医药治疗。艾老上门仔细询问病史，分析病情，仔细诊断。他分析病人是由于生病时间久，没有及时治疗，疾病发展而损筋伤骨；加上营养不够，导致病人下肢残废。病人长期生病，气血两虚，未予治疗，下肢因痛苦而行走不便，病痛折磨，苦不堪言，舌苔薄黄，脉弦细。艾老认为，病人病情久，没有及时治疗，目前是本虚标实，治疗当以大补气血，滋养肝肾，强筋壮骨为法，方用加味虎潜丸治疗，配

以金宫散内服，1个月后疼痛减轻，3个月后走路比较轻松，病人决定长期服药治疗。经治疗1年后，X片反映膝关节病变处有明显好转，2013年时仅有轻微疼痛，2016年行走自如，目前还在继续巩固治疗中。

如果是治疗脱疽一病疼痛明显者，可以用水蛭、土鳖虫、虻虫并用，取其峻烈之性，飞潜动并举，逐瘀通络止痛效果明显；治疗带状疱疹后遗神经痛，佐以虫药破血逐瘀定痛，同时指出使用峻烈虫药如水蛭、虻虫、全蝎、蜈蚣时，需同时重用补益气血之品如黄芪、当归等，以免耗伤正气。艾老曾治疗一带状疱疹后遗神经痛老人，83岁，右侧手臂、右胸半侧疼痛难忍伴右手及手臂肿胀两个月，舌红苔黄，脉弦。辨证为血瘀阻络兼夹湿邪，治以活血化瘀通络兼清解湿热，方选桃红四物汤佐以全蝎6g，蜈蚣1条，生黄芪30g，土茯苓60g等治疗1个月后，病人疼痛肿胀悉除，惊喜异常，不断称谢。

2. 杀虫药可速愈溃疡，验证"虫蚀为疡"之理

艾老认为"虫"为中医外科疾病重要的致病因素，应用"虫蚀为疡"观点来治疗溃疡的经验非常丰富。《诸病源候论》有多处虫邪致病论述。《证治准绳》认为"虫由湿热蕴蒸而生，观之月中有雨，则禾节生虫，其理明矣"。我院著名眼科专家陈达夫教授治疗眼角膜溃疡用杀虫药效果良好；著名外科专家文琢之教授使用杀虫药治疗外阴溃疡效果亦佳。艾老结合古代医家的经验，"染触含灵之毒，聚而成疮，溃而为疡"，经长期的临床观察，认为治疗顽固性皮肤黏膜溃疡疾患（如白塞综合征、顽固性口腔及角膜溃疡、口腔扁平苔藓等）时，在辨证基础上佐以燥湿杀虫之品如榧子、鹤虱确能收到显著疗效。曾有一白塞综合征女性病人，24岁，反复口腔溃疡8年，加重1个月来诊，疲乏无力，口干舌燥，舌苔薄黄，舌质干红，脉弦细。辨证为气阴两虚兼肝肾不足，一诊予生脉散合升麻鳖甲汤、百合知母汤加减，服药7剂后复诊，效果不明显。仍有新发溃疡5个，伴口干，舌红少苔，脉弦细，乃气阴两虚兼肝肾不足，兼之虫蚀为疡。二诊予生脉散合升麻鳖甲汤、百合知母汤、二至丸，并加用鹤虱15g，榧子15g，百部30g，服药7剂奏效，服至21剂时溃疡已明显好转，逐渐向痊愈方向发展，无新发皮损，守方两个月巩固，临床痊愈。

学术传承

艾儒棣

文氏川派中医外科传承图

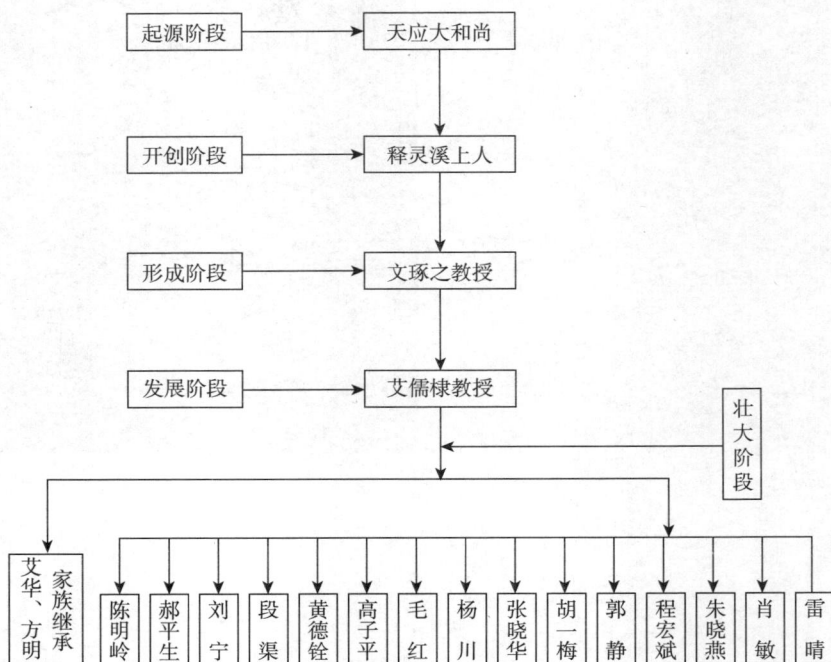

```
┌──────────┐        ┌──────────────┐
│ 起源阶段 │───────▶│  天应大和尚   │
└──────────┘        └──────────────┘
                            │
┌──────────┐        ┌──────────────┐
│ 开创阶段 │───────▶│  释灵溪上人   │
└──────────┘        └──────────────┘
                            │
┌──────────┐        ┌──────────────┐
│ 形成阶段 │───────▶│  文琢之教授   │
└──────────┘        └──────────────┘
                            │
┌──────────┐        ┌──────────────┐                          ┌────┐
│ 发展阶段 │───────▶│  艾儒棣教授   │◀─────────────────────────│ 壮 │
└──────────┘        └──────────────┘                          │ 大 │
                            │                                   │ 阶 │
                                                                │ 段 │
                                                                └────┘
```

艾华、方明｜家族继承　陈明岭　郝平生　刘宁　段渠　黄德铨　高子平　毛红　杨川　张晓华　胡一梅　郭静　程宏斌　朱晓燕　肖敏　雷晴

艾华

　　艾华（1973—　），男，博士，四川大学教授、博士研究生导师；中华全国青年联合会常委。在北京中医药大学获医学学士学位、美国路易斯安那理工大学生物医学工程系获博士学位，为美国凯斯西储大学生物医学工程系博士后。从 2005 年至今任四川大学教授。现担任中国生物材料学会常务理事兼秘书长、*Biomaterials*（影响因子：7.4）及其他 6 个国际学术期刊编委。先后主持了"973"项目子课题、国家自然科学基金面上项目，国家自然科学基金重点项目（合作承担）。承担教育部新世纪优秀人才计划、四川省杰出青年基金等项目。作为四川

大学"985"工程"生物医学工程与技术科技创新平台"（二期、三期）药物控释方向学术带头人，国家重点学科"影像医学"分子影像方向学术带头人（四川大学华西医院），积极开展国内外多学科合作的科研工作。获得 2006 年"四川省有突出贡献的优秀专家"称号。获得第十一届四川省青年科技奖（2011 年）。

艾华教授在北京中医药大学读书期间，跟随焦树德、杨维益、印会河等中医名家临床实践，开阔视野、受益匪浅；假期回到成都，有幸跟随伤寒大家戴佛延抄方，并得到戴老的悉心指点。同时，艾华教授秉承家学渊源，跟随艾老学习中医十余载，曾参与编写相关著作一部、发表相关文章数篇。归国后在工作之余，一直致力研究整理艾老的学术经验和临床医案。同时，坚持跟随艾老临床学习。在 2012 年第九次全国中医皮肤科学术年会的"名老中医传承专场"上做了"从脾肾入手治疗慢性湿疹的体会"的大会专题报告，得到了全国中医外科名家徐宜厚、王玉玺、禤国维和同行们的一致好评。

方明

方明（1977—），女，博士，四川省科技青年联合会会员。方明是艾老指导的博士研究生，跟师学习已有 8 年。之前，方明本科毕业于上海交通大学，在美国获得生物材料学硕士，曾参与美国航天中心、美国国家自然基金资助的多项科研项目。平素一直对中医文化颇有兴趣，归国后因机缘巧合成为艾老的弟子，跟随艾老研习中医。在艾老的指引下逐渐步入杏林，更是觉得中医博大精深，随师临床见习，整理老师临床经验，发表多篇相关学术论文，并在 2011 年第八次全国中医皮肤科学术年会的"名老中医传承专场"上做了"浅谈艾老从脾论治皮肤病"的大会专题报告，得到了全国同行们的一致首肯。

陈明岭

陈明岭（1967—），男，医学博士，教授，博士研究生导师。1985 年考入成都中医学院（现成都中医药大学）中医专业学习，在大学读书期间就跟随艾老学习外科理论和临床，受艾老影响，大学毕业后即从事中医外科皮肤方向的临床工作，工作 5 年感临床疑惑颇多，遂于 1995 年发奋考上艾老的研究生，耳提面命，亦不敢言尽得其传，但能将随艾老所学及心得结合多年临床经验，提出了自己的一些学术观点，在教学、临床及科研等方面做出了自己的努力。

目前担任成都中医药大学临床医学院 / 附属医院皮肤科支部书记、中医外科教研室主任。学术团体任职：中华中医药学会中医外科分会副主任委员；中国中医药研究促进会皮肤性病学分会副主任委员；四川省中医药学会中医外科、皮肤科专委会主任委员；中华中医药学会皮肤性病分会常委；世界中医药联合会外科分会常务理事；四川省医学会皮肤性病分会常委；四川省医师协会皮肤性病分会常委；四川省中西医结合学会皮肤性病专委会委员。2005年被四川省中医药管理局确定为"四川省中医药学术和技术带头人后备人选"；2011年被确定为"第九批四川省学术和技术带头人后备人选"。2016年被四川省中医药管理局确定为"第四批四川省拔尖中医师"。

陈明岭长期工作在临床一线。关心病人疾苦，诊治认真负责，因其优良的服务态度及良好的治疗效果受到病人好评。长期跟随艾老门诊及病房学习，对自身免疫性疾病、大疱性疾病、湿疮、重症药疹、银屑病、慢性皮肤溃疡等有丰富的中西医治疗经验。并根据长期的临床实践对某些疾病（如银屑病、慢性荨麻疹、白癜风）提出了自己独特的学术观点，在国内学术界享有较高声誉。如对银屑病，结合多年临床实践，在国内首次提出对进行期寻常型银屑病要慎用活血药物，病–证–期三者有机结合进行辨治，取得了显著的临床疗效；对雄激素源性脱发，提出先天禀赋异常为其本，嗜食肥甘厚腻辛辣为其因，毛发失于濡养而致脱落为其果，湿热熏蒸及阴虚血瘀为其发病的关键环节，在治疗上重用化脂降脂及清热除湿解毒中药；对老年性皮肤瘙痒症，在传统养血润燥、祛风止痒的基础上，首次提出益气固表亦是改善皮肤透性屏障的关键环节，将此理论运用于临床，治疗效果显著提高，并进一步丰富和完善了中医的气、血、津、液理论；对玫瑰糠疹，创新性提出从温病卫、气、营、血进行辨治，对该病提出了未病先防、固护阴液、不可过用寒凉等学术观点。

积极撰写学术论文及论著，近5年公开发表学术论文32篇，出版教材、专著7部，为国家卫生健康委员会"十二五""十三五"规划教材、全国高等中医药院校教材《中医外科学》副主编，《中医外科临床技能实训》副主编，为国家卫生健康委员会"十三五"研究生规划教材《中医外科学临床研究》副主编。积极申报科研课题，近5年承担各类课题共16项，其中国家级2项，省部级6项。在科研工作中能把握学科的难点、热点，注重临床研究，解决临床中遇到的实际问题，其研究成果受到国内同行的肯定。

作为博士、硕士研究生导师，指导研究生时强调学有所宗，时时不忘学术思想的传承，共招收并指导博士、硕士研究生 59 名，2 名博士研究生、16 名硕士研究生在读，41 名已毕业。

郝平生

郝平生（1976—），男，1994 年入山西中医学院（现山西中医药大学）求学，主修中西医结合专业；2000～2010 年于成都中医药大学攻读硕士、博士学位，为艾老的硕士、博士研究生。2010 年入成都中医药大学中医外科教研室工作至今。目前，郝平生是四川省中医外科专业委员会常委、四川省医学会皮肤分会青年委员会委员、成都中西医结合皮肤分会委员，成都中医药大学附属医院皮肤科主任医师、成都中医药大学中医外科教研室教授，硕士生导师，艾儒棣名老中医学术传承人。郝平生主要从事红斑鳞屑性皮肤病的研究，目前已在国内核心期刊发表多篇学术论文，主持、参与多项国家级、省级、校级中医药科研项目。

刘宁

刘宁（1963—），男，1983 年本科毕业于成都中医学院（现成都中医药大学）留校至今，从事临床、教学、科研工作。长期任美容中医专业负责人、附院科主任、教研室主任。刘宁在上大学时担任中医外科学课代表，受到艾老的关心和指导。当时就常常跟随艾老临床。大学毕业后，分到外科教研室，长期在艾老亲自指导下工作，深得其教学、科研、临床真传。并将艾老在中医美容方面的经验发扬光大。

曾主编《医学美容学》《现代美容医学》《中医美容学》《美容中医学》《中医美容技术》《美容中医临床操作 DVD》《美容中医实用技术》等多部专著。先后任全球华人医美与健康协会副会长，中华医学会医学美学与美容学分会美容中医学组组长，中华中医药学会中医美容专业委员会副主任委员，国家卫生健康委员会人才交流服务中心核心专家，国家医学考试中心美容中医专家组组长，中华医学会医学美学美容学分会常委，第一届微创与抗衰老专家委员会副主任委员，中国针灸学会经络美容学术委员会副主任委员，四川整形美容协会副会长，四川省医疗美容主诊医师执业资格认定专家委员会副主任委员，四川省医学会医学美学美容专业委员会副主任委员兼美容中医学组组长，四川省中医药学会皮肤病专业委员会第一届委员会副主任委员，四川省中医药学会中医外科专业委员会第五届委员会副主任委员等；国际医学美容联盟（UIME）、中国医学美容教育委员会主席；加拿大中医科学院、美国河洛医科大学客座教授。

曾主持参与的科研项目：损伤血瘀证相关基因表达及活血化瘀中药对其干预作用研究，全国高等中医药院校医学美学教育探讨，白癜康治疗白癜风疗效对比观察，消斑口服液实验及临床研究等。

段渠

段渠（1969—），男，副教授、副主任医师，硕士研究生导师，现任中华中医药学会继续教育分会委员、中华医学会医学美学与美容学分会美容中医学组成员、四川省中医美容学会副主任委员、四川省医学美容整形协会常务理事、四川省络病学专委会常委、四川省中医美容主诊医师考核核心专家。

1992 年毕业留校后，从事中医美容和中医外科教学、临床、科研工作 20 余年。1992 ~ 1998 年任助教、医师，1998 ~ 2003 年任讲师、主治医师，2003 年至今任副教授、副主任医师，其间：2002 ~ 2004 年，中西医结合研究生班毕业。

1999 年以来，为本科生和研究生讲授《中医外科学》《中西医临床外科学》《医学美容学》《中医美容学》《医学美学概论》《美容皮肤科学》等课程；2004 年取得硕士研究生导师资格，2004 年、2005 年协助艾老指导中医外科学（皮肤方向）硕士研究生 4 名，2006 年以来独立招收中医外科学（中医美容方向）硕士研究生 44 名，已经毕业获得硕士学位 32 名，在读 12 名。

曾任《医学美学概论》《中医外科特色制剂》《医学美学教程》副主编，担任《中医美容学》《现代美容医学》《中西医临床外科学》编委，参编《中西医结合皮肤性病手册》等专著 2 部。发表了"艾儒棣治疗湿疹经验""小儿湿疹用药规律现代中医文献研究""天人合一理论在中医美容中的应用""黄白甘草汤外用治疗脾虚血燥型剥脱性唇炎疗效观察""正交设计优化黄白甘草汤的提取工艺"等20 余篇论文。

先后承担 16 项科研课题。获得省级教学成果三等奖 1 项、校级教学成果奖4 项。

高子平

高子平（1966—），女，由成都中医药大学指定，拜艾老为师，学习中医外科理论及临床知识，师承中医外科临床经验。现任成都中医药大学附属医院中医外科主任中医师，中医外科专业硕士研究生导师，四川省中医师承导师。从事中医外科临床、科研工作近 30 年，临证擅用经方和艾儒棣导师经验方，总结出了运用中医、中西医结合方法诊治皮肤常见病和多发病的丰富的临床经验。特别擅长治疗各类皮炎、湿疹、荨麻疹、瘙痒症等瘙痒性、过敏性皮肤病和痤疮、黄褐斑、扁平疣、银屑病、脱发、红斑狼疮、皮肌炎、硬皮病等常见和疑难皮肤病。不断在诊断和治疗上取得突破，不断丰富和发展"川派中医"学术经验。

主攻"中医药防治皮肤病的基础和临床研究"，其中，重点研究"中医药防治带状疱疹后遗神经痛"等病症。先后带教、指导硕士研究生 28 名。先后负责、参加各级科研课题近 20 项，发表学术论文 20 余篇，参编著作《当代中医皮肤科临床家丛书——艾儒棣》。

毛红

毛红（1967—），女，医学硕士，第三批全国优秀中医临床人才，第四批全国老中医药专家学术经验继承人，中国女医师协会肛肠专委会副会长，中国中西医结合学会大肠肛门病专业委员会常务委员，中华中医药学会肛肠专业委员会常务理事，全国中医药高等教育学会临床教育研究会肛肠分会常务理事兼副秘书长，四川省中西医结合学会大肠肛门病专业委员会副主任委员，四川省医师协会肛肠科专委会副主任委员，四川省中医药学会青年中医药研究会副主任委员。四川省中医药管理局学术和技术带头人，四川省拔尖中医师，第十批四川省学术和技术带头人后备人选，局、市师承工作合作项目指导老师，四川省首届健康科普专家。2010 年由四川省中医药管理局指定，拜艾老为师，学习中医理论及临床知识。2012 年跟随艾老学习，培养目标是第三批全国优秀中医临床人才。现为主任中医师，硕士生导师，四川省第二中医医院肛肠科主任。从事中西医结合肛肠专业医疗、教学、科研工作近 30 年。擅长中西医结合诊治肛肠疾病，如痔疮、肛瘘、肛周脓肿、肛裂、肛门瘙痒、肛窦炎、脱肛、肛门狭窄、习惯性便秘、慢性结直肠炎、直肠肿瘤等，对小儿肛裂、肛瘘及便秘的治疗有独特的方法。在继承艾老临证经验的基础上，逐步形成了一套"除病症保功能"的学术思想、技术经验，建立了"扶正祛邪，重建平衡"的理论体系和"以柔克刚"的施药原则，进行了"从大便分形论治便秘""以柔克刚理念在肛肠病手术后施药上的应用"的临床工作。建立了以加味四君子、四逆散、三仁汤为基础的经验方并已运用于临床。2013年作为局、市师承工作合作项目指导老师带徒3人，并将自己的学术思想、技术经验加以传授。

参与承担省厅局级项目共25项，主持9项，分获2010年四川省科技进步三等奖和2015年中国中医药研究促进会科学技术进步奖三等奖各1项。获国家专利1项。发表论文30余篇，主编专著1部，参编专著9部。

杨川

杨川（1972— ），男，医学硕士，副教授。毕业于成都中医药大学。四川省中医药学会第六届中医外科、皮肤科专业委员会常务委员，世界中医药学会联合会中医健康管理专业委员会理事。

长期从事《中医外科学》《皮肤性病学》教学、科研和临床工作。秉承川派中医学术流派思想与心得，辨证施治以肾为本，调治顽症，扶正祛邪并用，对慢性皮肤顽疾疗效明确；融会中医外科正宗派学术思想重视脾胃并结合外治法，擅内外合治多种皮肤病，灵活运用扶正祛邪的学术思想，对妇科疾病、咳嗽、变应性鼻炎等杂病有独特疗效。

先后获得国家级教学成果奖、四川省教学成果奖，承担多项省厅级科研任务，发表学术论文多篇，参编《中医外科特色制剂教材》等特色教材和《黄帝内经养生宝典》等学术著作。

张晓华

张晓华（1966— ），男，硕士，2010年拜艾老为师，跟随艾老学习中医理论及临床知识。任四川省第二中医医院中西医结合主任医师，第三批四川省中医药管理局学术和技术带头人后备人选，第四批全国老中医药专家学术经验继承人，四川省基本药物专家库专家，成都市医疗事故鉴定委员会专家，成都市科技计划项目评审专家，四川省新药评审专家成员，四川省中医外科、皮肤科专委会委员，四川省医学与美容专业委员会委员。

从事中西医结合外科领域的医疗、教学、科研工作近30年，在国家级核心期刊上发表论文10余篇。多次参加国际、国内及四川省学术交流会。参加省级课题3项，院级课题1项。编著专著《火针治疗顽固性皮肤病》。

运用中西医结合诊疗技术治疗各种皮肤性疾病，如痤疮、扁平疣、湿疹、荨麻疹、手足癣、带状疱疹、白癜风、银屑病、神经性皮炎等疾病，在临床中，继承了艾老在中医外科领域的各种特色优势。

胡一梅

胡一梅（1981—），女，副教授。四川省中医药学会会员，中国医师协会骨科医师分会会员。2006年毕业于成都中医药大学中医骨伤科专业，获硕士学位。2010年在中医外科方面跟随艾老进行学习、教学与临床，于2013年获博士学位。近3年来承担大量本科生的《中医外科学》《中医伤科学》等课程的课堂教学。在不断提高临床能力的同时，积极开展科学研究，总结艾老多年治疗湿疹的临床经验，主持了国家自然科学基金青年项目"马齿苋提取物激活TRPV1调控痒信号通路治疗急性湿疹的分子机制研究"，四川省卫生厅"CKY2014006、Filaggrin基因维持皮肤屏障保湿功能在治疗及预防急性湿疹过程中的机制研究"，四川省教育厅"马齿苋有效成分通过调节Filaggrin基因在皮肤屏障中的表达及控制其他相关因子治疗急性湿疹的药效与机制研究"等课题。

郭静

郭静（1978—），女，第四批四川省中医药管理局学术和技术带头人后备人选，第十一批四川省中医药管理局学术和技术带头人后备人选；1998年入校学习中医，师从艾老，跟随艾老学习、教学、临床，在成都中医药大学临床医学院任教学部部长，教授《中医外科学》，并主持多项教学课题，其中项目"基于中医学本科生专业核心能力培养的实践教学新体系的创建与实践"获2013年度四川省优秀教学成果一等奖。2016年被聘为硕士生导师。

教学不忘科研，郭静对中医药治疗皮肤病的研究颇为深入，先后主持研究课题11项，其中国家级2项，省部级1项，厅局级8项。发表论文32篇，出版著作18部，申请发明专利4项。

对艾老"扶正祛邪、重建平衡"的治疗原则颇有见解，擅长运用中医特色疗法治疗慢性荨麻疹、慢性湿疹、顽固性皮肤瘙痒症、脂溢性皮炎、带状疱疹后遗神经痛、黄褐斑、痤疮、扁平疣等皮肤病。

程宏斌

程宏斌（1977—），男，1996年考入成都中医药大学中医学专业。2001年7月～2004年7月在重庆西计医院从事中医临床工作。2007年获得成都中医药大学药理学硕士学位。2007年考入成都中医药大学中医外科学博士，跟随艾老学习

皮肤病的基础与临床知识，2010 年获得中医外科学皮肤病学方向博士学位。同年
8 月留校从事皮肤病临床、教学、科研工作。其间仍不断跟随艾老门诊学习，主
攻中医药防治变应性皮肤病、免疫性皮肤病的基础与临床。主持和参与近 20 项
国家自然基金、省科技厅、中医药管理局、院校级课题研究，发表相关学术论文
近 30 篇。为成都中医药大学李师炽班导师、7 年制导师、硕士研究生导师，四川
中医药管理局学术和技术带头人后备人选，四川省医学会第二届整形与医学美容
分会委员，四川省中医药学会中医外科学会委员；2011 ～ 2015 年先后到重庆第
三军医大学新桥医院、上海复旦大学华山医院皮肤科系统进修学习西医皮肤病的
诊断和治疗。临证擅用经方，长于中医药预防治疗各种皮肤疾病，对疑难、重症
皮肤病有较深体会和研究。

朱晓燕

朱晓燕（1978— ），副教授，博士。2005 年 7 月至今在成都中医药大学中医
外科教研室任教，同时在成都中医药大学附属医院皮肤科从事临床工作。2015 年
成为四川省名老中医传承人，拜艾老为师，学习中医外科理论及临床知识，侧重
于对外治法的研究与运用，成功申报国家自然基金："发表不远热"法外治阳证疮
疡对皮肤炎症微环境及 $TLR_2/MyD88/NF\kappa B$ 通路影响的研究（81302984）。发表
论文 6 篇。

肖敏

肖敏（1983— ），女，毕业于成都中医药大学，医学博士，副主任医师。2000
年考入成都中医药大学中西医结合学专业，2005 年 7 月～ 2008 年 7 月在成都中
医药大学攻读中医外科学硕士学位。2008 年 7 月～ 2013 年 11 月在成都市第三人
民医院从事中医皮肤科、美容科临床工作。2010 年 7 月～ 2013 年 7 月在成都中
医药大学攻读中医外科学博士学位，毕业后留校从事中医外科学临床、科研、教
学工作。2005 年起，师从于著名中医外科、皮肤科专家艾老，入室伺医 10 余年，
潜心研习艾老的宝贵临床经验，受益匪浅。被选为国家中医药管理局"四川文氏
皮外科流派传承建设项目"传承人，四川省第二届十大名中医学术思想、临床经
验与技术专长继承人，四川省第五届名中医师承教育继承人（已结业）。目前，
担任中华中医药学会中医外科分会青年委员，四川省中医药学会中医外科、皮肤
科专业委员会常务委员兼秘书长。近年来参加国家自然基金、省科技厅、四川

省中医药管理局等科研课题 11 项、担任课题负责人 3 项，其中国家级课题 1 项、部（省）级课题 2 项、厅局级课题 8 项。近 5 年发表学术论文 10 余篇，参与编纂学术著作 6 部，其中任副主编 1 部。承担本科生《中医外科学》《皮肤性病学》教学任务，常年承担进修生、境外生、规范化培训生、本专业研究生临床带教工作。擅长运用中西医结合方法治疗痤疮、湿疹、荨麻疹、银屑病等瘙痒类疾病，系统性红斑狼疮、皮肌炎、硬皮病等免疫性疾病，疱疹、疣等病毒性皮肤病以及慢性皮肤溃疡。

雷晴

雷晴（1969—），女，中医外科学硕士，1991 年毕业于成都中医学院（现成都中医药大学）医学系，毕业后至今在成都中医药大学及附属医院从事医疗、科研、教学工作。现任四川省中医药学会亚健康专业委员会副主任委员，四川省中医药学会中医外科、皮肤科专业委员会委员，四川省老年医学学会治未病专业委员会常务委员，中华中医药学会老年病分会委员，四川省医师协会健康管理医师分会委员，国家中医药管理局第五届名老中医药专家师承继承人。先后承担部省级、厅局级课题 16 项（其中负责人 3 项），发表学术论文 20 余篇，参与编写论著 7 部。曾荣获四川省科学技术进步奖一等奖、中国中西医结合学会科学技术奖二等奖等。

代表论著

川派中医药名家系列丛书

艾儒棣

一、论文

1. 文献考证

　　艾老古文知识扎实，对训诂、校正及版本学知识颇有研究。艾老治学严谨，对中医古籍的版本选择十分讲究，认为做研究就应选择善本、精本。如陈实功著《外科正宗》，版本多达 50 余种，主要有明万历年间的丁巳刻本、清康熙年间乙卯刻本、清乾隆年间《徐评外科正宗校注》、清咸丰年间许湄校刊本等。艾老最推崇的是《徐评外科正宗校注》，由清代名医徐大椿校注，评论精妙，与原书内容相得益彰，发人深省。因负责编纂《中华大典·医学分典·外科总部》，艾老又重读历代中医外科著作，进行梳理归纳，得到了许多新的体会。最具代表性的例子就是对麻风病和破伤风的病名考证。

　　（1）对麻风病的病名考证

　　论文:《云梦秦简及唐以前关于疠疡（麻风病）的资料记载对中医外科学的意义》（艾儒棣、方明、艾华，成都中医药大学学报，2013 年 6 月第 36 卷第 2 期）。高等院校中医规划教材中论及"疠疡"（麻风病）时间定格最早年代在唐代，出自孙思邈之《备急千金要方》。而艾老在整理古籍文献时，感觉对于"疠疡"的记载年代应更为久远。后经多年努力，终于在秦简中找到了证据。根据出土于湖北云梦睡虎地十一号秦墓的秦简考证研究（《云梦秦简研究》），发现秦简中有记载麻风病晚期的症状要点:"眉脱、鼻腔坏、鼻塌、刺鼻无喷嚏、两足畸形、脚底溃疡及声嘶等主症";并"设立专门机构'疠迁所'，这是出土的秦代竹简《秦律》正式记录在官方文件中，是目前查证的最早记录"。文章的结论是，"疠疡"（麻风病）的最早记录应是秦朝（前 221—前 207 年），比《中医外科学》教材引用唐朝（618—907 年）《备急千金要方》中麻风病的诊疗资料早 800 多年。

　　（2）对破伤风的病名考证

　　论文:《汉唐宋时期中医文献对破伤风的认识及贡献》（艾儒棣、方明、谭强、龙永婷、肖敏，中医杂志，2011 年 8 月第 52 卷第 16 期）。高等院校中医规划教材中，提到我国最早记载破伤风的文献乃薛己的《外科枢要》，可经艾老花费大量心血进行多方考证，破伤风一病首见于马王堆出土的《五十二病方》（成书于西汉年间），称为"伤痓"，"痓者，伤，风入伤，身信（伸）而不能诎（屈）"，类似破伤风发病的初期表现。而唐代蔺道人撰《仙授理伤续断秘方》（成书于841—846 年）则有生动具体的描述，指出："凡脑骨伤碎，轻轻用手搏令平正，若皮不破，用黑龙散敷贴；若破，用风流散填疮口，绢片包之，不可见风着水，恐成破伤风。若水与风入脑，成破伤风，则必发头疼，不复可治。在发内者，须剪去发敷之"。比明代《外科枢要》（1545 年）中记载破伤风早 700 余年。

（3）《中医外科学的起源及形成》（艾儒棣、艾华，成都中医药大学学报，2002 年 12 月第 25 卷第 4 期）

此文章对中医外科学的起源和形成历史，进行了概略而系统的讨论。文章提出：处理外科疾病是人类最早的医事活动之一，中医外科学起源于商周时期，初步形成于春秋、战国和秦汉六朝时期，经验不断积累于隋唐时期，不断完善和发展于宋金元时期。

早在 3300 年前的殷墟出土甲骨文中，就有不少关于外科病名的记载，如疾自（鼻病）、疾耳（耳病）、疾止（趾病）、疾齿（牙病）、疾舌（舌病）、疾足（脚病）、疥（泛指皮肤病）等；而在周代（前 1066—前 256 年），已将中医外科列为独立一科。《周礼·天官冢宰》中记载了西周时代设置的各种医官，如食医、疾医、疡医、兽医等，疡医即是现代的外科医生。

春秋战国至秦汉六朝时期（前 722—589 年）是中医外科学的初步形成之期。这一时期的许多重要医学著作中，都能找到中医外科学的相关内容记载，如战国时代的《五十二病方》有世界上最早应用水银治疗皮肤病的记录；《黄帝内经》中更是明确记载了 17 种外科疾病，比较全面地论述了痈疽的病因、病机、诊断、治疗、预后等外科的基本理论和治疗方法，为中医外科学的发展奠定了理论基础；东汉末年张仲景所著《伤寒杂病论》中对外科急腹症的论治精辟，一些诊治原则和方剂一直沿用至今；东晋葛洪（281—341 年）所著《肘后救卒方》，记载了用狂犬脑敷贴被狂犬咬伤的创口，首次提出朴素的外科被动免疫疗法，值得一提的是，葛洪在《抱朴子》内篇里，总结了前人炼丹术的经验，后世一直沿用的

"红升丹""白降丹"等效佳之外用药，就是炼丹术的发挥与应用；而东晋刘涓子拾遗黄老鬼所著《刘涓子鬼遗方》经南北朝时南齐（479—502 年）龚庆宣整理编次而成，书成于 499 年，是我国现存最早的一部外科学专著，全书共五卷，对痈、疽、疥、金疮、湿疹、疥癣等疾病的诊断和治疗，都有较多的论述，在外科学中有重要地位。

隋唐时期（581—907 年）是中医外科学不断丰富、蓬勃发展的时期。在 610 年隋代太医博士巢元方等编著的《诸病源候论》中，其有关外科的内容，总结了隋代以前的外科治疗经验，对痈疽、疗疮、丹毒、麻风、痔瘘、虫兽、金疮、皮肤病、杂病等病的病因、症状记载尤详。唐代孙思邈（581—682 年）的《备急千金要方》和王焘的《外台秘要》（752 年）收载了许多外科内治方剂及各种外治疗法，总结了多种外科疾病（包括皮肤病）的经验。

宋金元时期则是中医外科学完善和趋于成熟的时期，中医外科在理论与实践的结合上，有了进一步的发展。在理论上更重视整体与局部的关系，把辨证施治原则进一步应用于外科临床。如宋初（982—992 年）官修的《太平圣惠方》中，在外科部分，除了对痈疽病因、病机、治疗、预后等进一步阐述外，尤其对不同病症，详列不同治法，充分反映了当时辨证论治在外科疾病上的具体应用。这一时期也出现了许多中医外科专著，如《集验背疽方》《外科精要》《外科精义》等，为后世中医外科学的发展打下良好的基础。

（4）介绍古秘方——大乘丹方（艾儒棣，辽宁中医杂志，1982 年第 3 期）

大乘丹是清朝末年流传于四川西北地区的古代丹药秘方，经清末至中华人民共和国成立初期百年战乱，大乘丹濒于亡佚。艾老与先师文老在 20 世纪七八十年代经多年努力寻访考证，终于破解了大乘丹的组方之谜。后又经临床反复试验，改进了大乘丹先降后升的制作工艺，使之药性缓和，且功效更佳，并成了成都中医药大学附属医院的院内制剂，沿用至今。艾老将考证配方过程、分析组方药物配比以及大乘丹治疗疮疡的功效和用法归纳总结，集结成此文，为挽救传承中医绝技做出了巨大贡献。本处方已经由成都中医药大学向国家申请为非物质文化课题。

2. 名医传记

（1）外科名家文琢之（艾儒棣，四川中医，1993 年第 4 期）

文琢之是艾老的授业恩师，也是国内中医界名宿，善治疮疡肿块、皮肤疾患以及各种疑难杂症。艾老追随文老临证 10 多年，是文老中医外科学术思想和临证经验的亲传弟子。本文乃艾老写于 1993 年，文章从师承、临床验案、学术思想等多方面介绍了蜀中名医文琢之。

文老从事外科，极重视内外合治，并要求后世习外科者应熟读《黄帝内经》《金匮要略》《温病条辨》等经典著作，结合外科疾病的特点，内治应审其因、究其根、治其本；外治则"习刀圭之术以应急"，必"亲制膏丹丸散"以增效，如此则"内外皆通，合而治之"。此外，对文老"怪病从痰治"、善治红斑狼疮、擅丹道之术等经验也有详尽记述。经艾老和他门下弟子的努力，四川文氏皮科流派传承工作室于 2012 年挂牌成立，是国家中医药管理局遴选的全国首批 64 家中医学术流派传承工作室建设项目之一。

（2）骨外科名家罗禹田（艾儒棣，四川中医，1993 年第 10 期）

罗禹田也是艾老的授业恩师之一，是我国知名的骨外科名家。罗老出生于中医世家，有许多家学绝技，如上肢尺桡骨双骨折的复位固定手法就是诀窍之一。罗老于 1961 年将此经验无私献出，而成当时业内佳话。艾老跟随罗老学习 10 多年，曾共同编写《中医外科临症集要》一书。罗老去世后，艾老于 1993 年撰写此文，以资纪念。文章从手法整复骨折、软组织损伤、骨病、烧伤、外科杂病、皮肤病等多方面介绍罗禹田的学术思想。

罗老治疗骨病有独特见解，认为应重在肝肾，指出骨病内因乃"肝肾亏损，筋骨不健"，外因是"跌仆损伤，或劳累，或染毒，内外合邪，邪毒深踞筋骨，正不胜邪，邪毒凝聚，使气血凝滞，经络阻塞，毒邪侵犯筋骨，蚀筋骨而成脓，筋骨伤则病成"。因此，治疗应重在调养肝肾，续益筋骨以治根本，同时活血化瘀、祛除邪毒以治标，从而标本兼顾。

此外，罗老善治烧伤，提出治疗烧伤三原则："形气有余，病气有余，当泻不当补；形气不足，病气不足，当补不当泻；形气不足，病气有余，当补又当泻"，运用之妙，存乎于心。本文介绍罗老自创"清解汤"（金银花、连翘、黄连、甘草）为治疗烧伤的基础方，针对毒邪传心、传肝、传肺、传脾、传肾等不同传变而随症加减的经验，并以具体临床案例做了详尽的说明。

文中也特别介绍了罗老对晚辈弟子循循善诱的教学态度以及临床对待病人认真应诊、不厌其烦的高尚医德，足为我们后世子弟学习推崇的楷模。

3. 临床经验

（1）扶正祛邪法治疗肿瘤初探（艾儒棣，中医药研究杂志，1985 年第 4、5 期）

艾老在此文中首次提出了"扶正祛邪法乃肿瘤治疗之根本"这一学术观点，并在以后的临床工作中不断验证、总结、提升，从而形成了艾老学术思想中十分重要的一部分。文中通过列举甲状腺瘤、肺癌、乳癖三个临床医案，详细分析了在治疗肿瘤疾病中各个阶段的辨证论治，并应根据不同阶段病人正气的盛衰，来掌控用药的分寸，做到既能有效抵抗肿瘤或控制肿瘤的生长，又能固护正气，不伤根本。

（2）文琢之老中医用动物药的经验（艾儒棣，浙江中医学院学报，1978 年4 月）

此文介绍了艾老的恩师——文琢之老先生临床上使用动物药的经验。文老于动物药的运用有独到之处，常令同道称奇。文中主要介绍了文老临床常用的动物药，如乌贼、蜈蚣、全蝎、地牯牛（四川俗称）、冬虫夏草、羌活鱼、牛黪贴、鹿茸等。其中，对正确掌握虫类药提出了"知其流弊、明其用法"的要求，如"蜈蚣、全蝎非体实或陈旧之邪不可妄用，用量宜由少到多"，体弱气血不足者应慎用或忌用。此外，一些如红娘、斑蝥者即便药力雄厚，虽煅烧成炭其毒力仍强，内服外用必须格外谨慎。文中还专门提出了鹿角霜的应用。鹿角霜乃提炼鹿角胶所余残渣，性温而不燥，价格低廉，却有"推陈除积"之功效，可用于治疗乳痈，且"攻散之中有温补作用"，可不伤正气，这一经验十分宝贵，至今仍是我们临床治疗乳腺疾病的常用药，与瓜蒌、蒲公英等配伍，疗效极佳。

（3）"疥药粉"之临床运用（艾儒棣，成都中医学院学报，1981 年第 3 期）

艾老在此文中公开了文琢之老先生的又一经验妙方"疥药粉"的组成、功效以及用法。此方价廉效佳，治疗疥疮病人不计其数，在本院皮肤科配制应用至今，疗效稳定可靠。艾老还将此配方推广至治疗股癣、慢性湿疹，也取得了良好的疗效。因此，文中总结"疥药粉"的适应证为"一切干性痒疹，对疥疮有特别疗效"。

（4）文琢之副教授治疗脱疽的经验（艾儒棣，成都中医学院学报，1982年第4期）

文琢之老先生行医50余年，以善治疑难怪症闻名，尤其在脱疽病治疗中有独到的经验。此文报道了文老治疗脱疽的验案，同时分享了文老诊趺阳脉、手部交叉脉判断病情，并介绍了文老治疗本病的用药特色。脱疽之名始见于《黄帝内经》，西医学病名为血栓闭塞性脉管炎。但文老通过临床观察认为，脱疽还应包括游走性静脉炎、糖尿病坏死等病变在内。文老认为，本病的病机与"邪气入侵、血脉凝泣"有关；由于经络阻塞，气血失营，故筋烂骨死而成脱疽之恶候。文老善诊足部趺阳、太溪、委中等部脉以定病情轻重和病变范围。在辨证方面，文老将脱疽归纳为寒湿和湿热两型论治。寒湿型治以"当归四逆汤合大黄䗪虫丸加减"；湿热型治以"四妙勇安汤合顾步汤化裁"。文中尤其提出，脱疽病治疗应善用水蛭、虻虫、土鳖虫等增强化瘀通络的效果，"此三虫具飞、潜、动三性，合用则化瘀通络止痛功效明显，非一般草木之品所能及"。

（5）文琢之教授对乳癖的辨证施治（艾儒棣，辽宁中医杂志，1984年第7期）

此文详细介绍了文琢之老先生治疗乳癖的分型辨证施治，对药物加减运用有较详细的介绍。文老认为此病病机乃"肝郁气滞，冲任失调，痰浊阻络"。文老将乳癖辨证分为肝郁气滞、冲任不调、气滞血凝、血瘀毒聚、气血两虚、脾肾两虚等六个证型，治疗原则是疏肝健脾、益气活血、祛痰散结。但忌用三棱、莪术等药，否则耗散气血，尤其久用伤正。这其中也体现了文老、艾老一脉相承的治疗肿瘤包块疾病中的"扶正祛邪"思想，固护正气，使气机条达，"清气升、浊气降、郁气散"，从而"气血和，诸症除，乳癖消"。

（6）肉瘿验案二则（艾儒棣，成都中医学院学报，1986年第2期）

甲状腺疾病中医称为"瘿"，宋代陈无择《三因极－病症方论》分石瘿、肉瘿、筋瘿、血瘿、气瘿五类，"肉瘿"即为现代的甲状腺瘤。艾老在文中详细记录了20世纪70年代末、80年代初的两例甲状腺瘤的典型病案。甲状腺疾病乃艾老擅长病种之一，其辨证施治的过程亦体现了艾老对于肿瘤包块类疾病"扶正祛邪、重建平衡"的学术思想之逐渐成形。艾老认为，"肉瘿"之形成乃"气滞、血瘀、痰凝"的结果，因此治法当"理气、活血、化痰"，其中，无论活血化瘀还是逐痰攻坚都应以"理气为先"；另外，肉瘿病程很长，病人往往正气已虚，理气活血药多用则会耗气伤血而犯"虚虚"之忌，因此，在治疗过程中，应时时注意固护正气方能收效。

（7）艾滋病的中医药治疗初步设想（艾儒棣、张英秀，中医药学报，1991 年第 2 期）

早在 20 世纪 80 年代，国外学者就对中医药治疗艾滋病这一课题十分感兴趣。根据日本《汉方研究》1987 年 3 月报道，在 1986 年召开的日本病毒学会上已有学者提出，中药甘草的成分"甘草酸"有抑制艾滋病病毒增殖的作用。在美国波士顿医学中心、旧金山免疫中心也有人尝试利用中草药加针灸的方案辅助治疗艾滋病病人。而在 20 世纪 90 年代先后，我国中医学者也开展了中医药治疗艾滋病的理论和临床实践研究，艾老也属于其中的先行者之一。

在此文中，艾老从艾滋病的一般情况、治疗进展、辨证论治初步设想、诊断标准及预防措施五个方面开展论述。文章认为，中医整体辨证论治原则不仅能作用于抑制艾滋病病毒，而且可以提高自身免疫系统的抗病毒能力，"改变潜在影响疾病的内部或外部的各种协同因素"，"这种综合的协调性增强整体生理功能的方法，对治疗免疫缺陷性疾病最为合适"。艾老认为艾滋病病机的关键在于肾，肾主一身阴阳的调节，是影响全身免疫功能的主要脏器，对人体内"永远变化着的免疫反应体系能起到平衡作用"。因此，文中提出中医治疗艾滋病的方法是"滋养肾阴为主，佐以解毒之法"。此法不仅可用于艾滋病，在其他免疫系统疾病如系统性红斑狼疮等上亦可推广使用。

（8）谨守病机，分期辨证治疗红斑狼疮的体会（艾儒棣，四川中医，1994 年第 9 期）

此文根据临床治疗的实践，谨守病机，分期辨证治疗 SLE，分析了生存 8 年以上（最长 14 年）的部分病例，作为本文的佐证，以证明分期辨证治疗 SLE 的方法是可行的，其疗效是较好的。文中提出红斑狼疮根据病情发展的规律，应分三个阶段治疗：初治宜早，重在治标，固肾为要；中期阴虚内热，重养肝肾，佐以祛邪；后期脾肾两伤，大补气血，调节阴阳。影响红斑狼疮治疗结果的关键是应早发现、早干预、早治疗。过去由于技术限制，红斑狼疮早期很难诊断，往往确诊已是晚期，因此预后不佳。目前，由于诊疗技术的提高，红斑狼疮的早期诊断已不再是难事，早期干预治疗显得尤为重要。因此，文中的观点现在看来更具有临床指导意义。

二、临床专著

（1）《中医外科特色制剂》（2008 年 10 月，北京：中国中医药出版社出版）

《中医外科特色制剂》全书分上、下两篇，上篇专论外用中药药性功用、传统外科制剂；下篇介绍中西医皮肤科常用制剂。全书参考了《外科正宗》《外科理例》《理瀹骈文》《文琢之中医外科经验论集》《中医外科临证集要》《中医外科学》等书籍中的相关内容，书中涵盖了诸多的中医外治理论与疗法及药物，基本上可以体现艾老的临证外治经验，对有志于中医外科的学者大有裨益。

本书上篇专论中药药性功用与传统外科制剂，常用中药按性味、功效、主治和附注几部分介绍，内容重点突出，易于掌握；传统外科制剂分为丹药术、软膏、硬膏及散剂，内容翔实，详略得当。下篇专论现代中西医常用外用制剂，内容丰富多彩，每种剂型的适应证、制备、使用方法、作用机理以及注意事项都有突出的介绍。

本书由艾老主编，不仅对传统外用制剂有详细的介绍，而且同时分享了多种中西医常用外用制剂，体现了艾老注重外治的学术思想，也是对中医传统外科制剂的传承与创新。

（2）《文琢之中医外科经验论集》（1982 年 1 月，重庆：科学技术文献出版社重庆分社出版）

文老事外科，很重视内外合治，内治则本乎《黄帝内经》《难经》《伤寒论》《金匮要略》《温病条辨》等理论来指导辨证施治，外治亦重视不同疾病不同时期而辨证治疗。但珍贵离奇之方则多不采纳，故我院外科的外用药品，多为简便验效之物。文老临证，本中医学理论，结合新知，加以发皇，运用 50 余年之经验，严守理法方药、辨证施治的原则，无论内服、外治皆以八纲辨证入手，绝不标奇立异，所以内外诸疾及疑难顽症能效如桴鼓，由此可见文老对中医理论造诣精深。文老严于律己，有高度科学精神，临证治病，尤其疑难之症，每治一例，必总结其成功或失败，以传其经验或告诫后学，在繁忙的诊务中，必与同学讨论得失，既不保守，又不故意炫耀，真是诲人不倦。文老年过古稀，且又瘫痪多病之身，手足不便，但教导后进仍孜孜不倦。晚间夜深博览医籍，并研究新知，常彻夜不眠，朋辈屡劝其注意身体，多加休息，文老则高兴地说："年迈七十不为老，手足虽残志更坚，愿为四化添砖瓦，吐尽蚕丝娱晚年。"

　　该经验集是文老的部分经验，共收 14 个病种，每个病种贯彻理法方药、辨证施治之大法，每个病种后附验案。本书介绍病种简明扼要，重点突出，以中医辨证施治为法，同病异治，异病同治，以介绍经验为主，因此本经验集内容远非 14 种病范围，如皮肤病一文就包括数种疾病，以其有共同点而采用异病同治之法，使重点突出便于掌握。只要掌握了这本经验集的内容，就可以对一般外科疾病的诊治有所帮助。该书适合中医、中西医结合临床医师，在校学生参考学习之用。

悬壶轶事

川派中医药名家系列丛书

艾儒棣

　　艾老学验俱丰，在长期的临床实践中不仅为病人带去了福祉，解除了困扰病人的痼疾，而且有许多遗闻轶事为人们称道。众多事迹中有艾老因感触太深记录的留念手记，部分是跟诊学子的随笔，也有坊间邻里口口相传的精彩医话。现择取其之一二，编译成文，以飨读者。

1. 急中生智，中医救急

　　1975 年艾老带领医疗系 73 级学生到彭州市敖平区医院，白天看中医门诊，晚上查房或做外科手术。有一次遇到一位上消化道大出血的病人，由于其病情严重，故利用现有条件，艾老和杨嘉钊教授对病人行胃大部切除术，其病情好转，顺利拆线。术后 8 天是端午节，不料病人一口气吃了一个粽子和一个咸鸭蛋。1个多小时之后，病人腹痛逐渐加重，很快上消化道出血。当时交通不方便，用救护车运回成都可能在途中出现意外，紧急用止血药及急救措施，却没有控制住出血。正在此危急关头，艾老听到院外小贩叫卖冰糕之声，急中生智，用冰糕调白及粉、三七粉后，喂病人服下，出血逐渐停止了，为病人赢取了抢救时间，后终转危为安。这一时之举也为以后教学增加了新的内容。在此先后数年间，艾老一直坚持下乡巡回医疗，足迹遍布四川的山山水水，认识不少在城市中极难见到的疑难怪病，积累了宝贵的实际经验。

2. 愈顽疾，与道教结缘

　　四川省一名山道长自小左膝关节外伤不治而致左腿行走不利，后因左腿再受伤感染导致骨髓炎，溃疡面积大，经久不愈。某大学附属医院建议唯有截肢置换人工关节，否则在严重感染时会危及生命。道长无法接受截肢，几经波折，经人介绍，艾老上山亲自为道长仔细治病。艾老建议内外合治，重点在补气血，养肝肾，续筋骨以治根本；祛邪毒，生肌肉以治标，标本兼顾，处方用当归补血汤合虎潜丸加减，外以丹药、红油膏合用，排脓收口。治疗 1 个月后，脓已减少，溃疡渐渐平复。道长看到了希望，喜不自禁，自此一直坚持在艾老处治疗，已经两年多，现逐渐恢复行走，可以自行上山、下山，至今仍在巩固治疗中。两年期间艾老利用节假日，坚持义务上山替道长看诊送药，经过时间的考验，两人也因此结下了深厚友谊，在道教中传为佳话。

3. 结缘海灯法师

20世纪80年代，艾老曾为海灯法师治病。海灯法师因练"一指禅"耗伤气血过度，气血虚弱，手抖不能握刀。诸医皆以痹证治之而罔效，经朋友辗转介绍至艾老处求诊。艾老细询病情，得知他3年间皆以挂面充饥，仅以食盐调味，3年练功未断而终练成绝世武功——"一指禅"神功。艾老分析是由于气血耗伤太过，没有补充营养，气血无生化之源，筋骨肌肉无以濡养，故手抖无力。遂先以舒通经络，后以大补气血之法，以独活寄生汤，重用黄芪、当归、鸡血藤、熟地黄等以濡养血脉。1个月后，海灯法师体力渐渐恢复，艾老遂赠以丸药收工。法师十分高兴，病愈后专门题诗相赠曰："多事利人勘自忙，满肩风月满肩霜。谛思二十年中事，应感梅花扑鼻香。"

4. 愈藏民同胞的天疱疮

曾有一罹患天疱疮的藏族病人，全身反复出现红斑基础上的水疱，壁薄易破，水疱逐渐增多，发展至整个头面部、胸背部、双上肢，破皮处疼痛难忍，至某大学附属医院住院治疗，病情仍然危重，已下病危通知书。家属抱一线希望将其送至艾老处就诊。症见：满月脸，水牛背，躯干皮肤红，胸背部散在较多水疱，黄豆至蚕豆大小，壁薄，疱液清，尼氏征阳性，部分皮损融合成片，糜烂面鲜红潮湿，余多处皮肤红斑，病情严重；舌苔黄厚腻，舌质红而干，脉弦滑。艾老认为本病病机是心火脾湿，湿毒蕴结，属本虚标实，而湿邪黏滞，不易祛除，所以天疱疮容易反复发作，迁延难愈。本病治疗的重点在脾胃，脾虚是内因，脾虚则湿热内生，久而化火，与外邪火毒互相胶着。基于急则治标的原则，艾老立方以黄连解毒汤合四君子汤加减，清热泻火，兼以健脾除湿，务必使邪去正安。连续服药7天后，病人的新发皮损减少，糜烂渗出也明显减少，精神好转，生活逐渐可以自理。这样连续随症加减，醋酸泼尼松由60mg逐渐减为15mg，用药半年多后，病人基本没有新发皮疹，皮肤趋于正常肤色，瘙痒、疼痛基本消失，情况稳定，病人已恢复了正常工作。事后其家属提起，当时病人的亲友均以为他已不可能再回到家乡，开始为他准备后事，见到病人安然返乡，均直呼奇迹，并唤艾老为"活菩萨"，感激之情溢于言表。

5. 一条洁白哈达的来历（以下摘自艾老手记）

记录2015年5月11日下午发生的事情。今天是一个晴朗的日子，下午一点半，我准时来到四川省名医馆门诊 4 楼的 402 诊断室，学生已经先到了，我们马上开始诊治病人。有几位是特需的病人，我们看完了后开始看普通门诊的病人，当我们看到大约 9 号的病人后，有一位女性，年轻的西藏人，个子中等，她的精神很好，在等我看完病人后，马上走到我的跟前给我深深地鞠躬，迅速到我跟前说：艾老，我是拉姆，是西藏的一个硬皮病（局限性）病人，在您老的精心治疗下，1 年多的治疗后我的疾病经过检查已经治好了，我今天特地从西藏乘飞机来为您老献上洁白的哈达表示感谢，口中说着："扎西德勒！"。我当时感动得差点流出眼泪，我激动得什么话也说不出来，好像惊呆了一样，口中不停地回说着："扎西德勒！扎西德勒！"同学们也惊呆了。我突然一下子反应过来，问拉姆您要看病吗？她告诉我，她的病已经治好了。我才回过神来，随后她立即离开诊断室，不耽误诊治病人的时间，我想为我们留个影，学生出去时人已经走远了。我只好在心中默默为她祝福，祝拉姆永远健康！永远幸福！永远扎西德勒！我再也看不清任何东西了，因为我的眼中充满了感激的泪水，我的心久久不能平静！我马上想起了什么是幸福，这就是幸福！什么是快乐，这就是快乐！什么是奖励，这是最大的奖励！（见证人：研究生杨吉祥、杨新芳，美国留学生涂心欢，四川省第二中医院主任医师、全国优秀中医专才童明照，进修生甘孜州泸定县中医院皮肤科宋云霞主任等人。）

川派中医药名家系列丛书

学术年谱

艾儒棣

- 1944 年 6 月出生于重庆市永川区（原为四川省永川县城）。
- 1959 ～ 1965 年在永川中学读书。
- 1965 年考入成都中医学院中医专业六年制本科。
- 1968 ～ 1970 年间，艾老博采众长，跟随多位中医名家临床见习，为今后成为内外兼修的中医大家打下了坚实的基础。
- 1970 年艾老留校工作，分配在中医外科教研室、附属医院外科从事教学与临床工作。
- 1973 ～ 1974 年艾老赴重庆医学院附属一医院普外科进修 1 年。
- 1974 年起跟随全国中医外科名家文琢之临床学习。
- 1975 年 5 月担任医 73 级中医外科主讲老师及临床带习指导老师。
- 1976 年 5 月担任"消核片"临床研究负责人。
- 1976 年在附院内部资料刊登消核片观察资料。
- 1977 年在成都中医学院人事处的安排下，与文琢之教授、罗禹田教授正式签订老中医跟师学习协议，确立了老中医学术继承人诊治身份。
- 1976 ～ 1977 年曾跟随王渭川、王祚久诊治疗妇科疾病。
- 1979 年跟随张觉人学习炼丹术。1979 年起开始讲授降丹、黑膏药的实验课。
- 1981 年科学技术文献出版社出版《文琢之中医外科经验论集》，获成都中医学院科研一等奖。
- 1981 年因主研中草药香皂获四川省政府科研四等奖。
- 1983 年因负责研究消核片获四川省政府科研四等奖；参加四川省中医学会。
- 1985 年提出甲状腺瘤（瘿瘤）的发病机理是气滞、血瘀、痰凝经络所致。
- 1985 年发表《论中医存亡》文章。
- 1985 年起协助文琢之培养研究生。
- 1985 年因在抗洪救灾过程中贡献突出，获成都市抗洪救灾先进个人。
- 1986 年担任成都中医学院抗洪救灾突击队队长。

- 1986 年起担任硕士研究生命题老师。
- 1987 年晋升副教授、副主任医师。
- 1987 年首次提出"活血药在带状疱疹治疗中用不嫌早"的观点。提出带状疱疹用活血化瘀药可减少疼痛发生，当年申报了"加味二味拔毒散"的外用止痛课题，未被批准。
- 1987 年四川科学技术出版社出版《中医外科临症集要》，乃罗禹田教授临床经验总结。
- 1987 年参与成立四川省中医外科专业委员会，担任委员兼秘书。
- 1987 年担任四川省自考委员会中医外科命题组组长。
- 1987 年首次提出红斑狼疮的基本病机是肾虚，并提出红斑狼疮要重建免疫平衡的观点。
- 1989 年担任四川省中医外科专业委员会副主任委员。
- 1991 年担任硕士生导师。
- 1991 年四川科学技术出版社出版自编著作《中医外科学》。
- 1995 年担任卫生部中医药考试命题专家。
- 1995 年担任卫生部新药审评专家。
- 1995 年首次提出"银屑病进行期不宜用活血化瘀药"的观点。在此基础之上，经过数年的临床经验积累，2004 年于《四川中医》第 7 期正式发表论文《银屑病慎用活血药物之我见》，阐明了活血化瘀药在银屑病中用不嫌迟的重要观点，在国内同人中反响颇大。
- 1995 年提出治疗慢性湿疹应除湿健脾、祛风止痒，佐以润燥的理念，临床疗效佳。
- 1995 年起担任中医外科硕士研究生主讲老师。
- 1997 年担任中华中医药学会外科分会副主任委员。
- 1997 年 11 月晋升为教授。
- 1997 年负责四川省中医药管理局红斑狼疮研究课题。
- 1999 年负责四川省教育厅养血止痒胶囊课题。
- 2000 年担任国家药品监督管理局新药审评专家。
- 2000 年主编、由中国医药科技出版社出版《中西医临床外科学》，一直沿用至今。

- 2000 年在校、院领导支持下，创办中医外科方向专业，当年内部出版《中医外科药物学》，至今 12 年来，培养了数百名中医外科人才，其中不少已是博士和当地骨干专家。
- 2002 年担任四川省中医外科专业委员会主任委员。
- 2002 年担任博士研究生导师。
- 2002 年起多届担任国家规划教材《中医外科学》副主编。
- 2002 年起担任博士研究生命题老师。
- 2002 年起担任中医外科博士研究生主讲老师。
- 2004 年因负责《中医外科学教学方法、内容的改革与实践》教学科研，获成都中医药大学科研二等奖。
- 2005 年因负责《中医外科学教学方法、内容的改革与实践》教学科研，获四川省人民政府教学改革成果三等奖。
- 2007 年成立四川省中医皮肤病专业委员会并担任主任委员。
- 2008 年主编、由中国中医药出版社出版《中医外科特色制剂》。
- 2009 年获"四川省名中医"称号。
- 2009 年获"四川省高校教学名师"称号。
- 2009 年负责四川省科技厅课题"中西医结合治疗艾滋病关键技术的优化研究"。
- 2010 年 10 月受聘中央保健委员会会诊专家。
- 2011 年受聘四川省干部保健会诊专家。
- 2011 年 1 月～2012 年 1 月成为第四批全国老中医药专家学术经验继承工作指导老师。
- 2012 年负责四川省卫生厅三花汤治疗高脂血症的研究。
- 2012 年负责四川省中医药管理局课题文琢之学术思想研究。
- 2012 年任第五批全国老中医药专家学术经验继承工作指导老师。
- 2013 年获"四川省学术和技术带头人"称号。
- 2013 年获"四川省第二届十大名中医"称号。
- 2014 年 6 月被成都中医药大学聘为特色学科资深学术带头人。

- 2015 年 11 月被四川省卫生和计划生育委员会评为首届首席专家。

- 2016 年 11 月再次受聘中央保健委员会会诊专家。

- 2016 年 12 月获国家中医药管理局、教育部、国家卫生和计划生育委员会首届中医药高等院校教学名师奖称号，在北京人民大会堂授予奖章、奖状。

- 2018 年 1 月获四川省干部保健委员会授予的"四川省保健工作先进个人"称号。

后 记

　　余幸逢中医药事业蓬勃发展之盛世，古稀之年有幸得到四川省政府的鼓励出版名老中医经验，四川省中医药管理局拟定了名单，拟将我近50年的临床经验整理出版。我长期从事教学、临床、科研工作，本书重点突出我的临床经验和体会。我在临床工作中观察到一些特别的现象：由于饮食结构的变化，冷饮及水果量的增加，所以很多人舌苔薄黄腻或腻；由于夜生活的增加，高强度或高度紧张的工作，使得人们长期处于紧张状态，所以脉象大多出现弦脉，这是多种因素造成的，不能简单地下结论。所以，我们在临床工作中，要仔细分析病人发生疾病的症状与致病因素之间的相互影响，排除干扰，这样才能得出正确的结论，才能正确处方用药。但是对某些特殊疾病的治疗，我也有一些困惑的地方。

　　其一，四弯风（相似于特应性皮炎）一病，在临床，中医药治疗疗效明显，可是病情反复发作难以预料。古人早在数百年前就已经有明确的论断：四弯风一月一发，十分难治。至今本病的复发仍然是较大的难题，从脾肾入手已经见到一些起色，我的下一步研究目标将会从这方面去进行探索。首先是先从脾入手治疗，以健脾除湿解毒为重点，症状缓解后则脾肾同治，因为特应性皮炎是受先天禀赋不足的影响，加上后天的失于调养，两种因素结合而发病，故病情缠绵难愈。要使疾病长治久安，必须脾肾同治，以核心处方四君子汤随症加减，灵活使用，有一些病人反映比较好，我将继续研究下去。

　　其二，银屑病，属中医"白疕"范畴，《外科大成》首次提出"白疕"的病名。"白疕，肤如疹疥，色白而痒，搔起白疕，俗称蛇虱。由风邪客于皮肤，血燥不能荣养所致"。中医药治疗有不错的疗效，多数病人的皮疹可以完全消退，但是不能算作治疗痊愈，因为银屑病极易复发。根据临床情况，皮疹消退1年后，银屑病的反复发生率仍然较高，为了减少银屑病的复发，这需要我们下工夫去研究如何预防复发。考虑银屑病的病机是阴血不足，每年秋天病人皮肤干燥脱屑、瘙痒难耐是发病先兆，提前服用养阴润燥的药物有缓解发病的可能，采用当归饮子加减，并适当加入凉血息风药可以提高疗效。同时应注意补充养阴的食物，洗澡不用去污剂，或泡澡后涂有保湿作用的初榨食用橄榄油，以增加皮肤的含水量，使皮肤滋润，减少复发。

其三，中医药治疗红斑狼疮是有效的，由于中药对内脏有保护作用，故疾病对内脏尤其是对肾脏的损害也减少了。可是一旦造成对肾脏的较重损害，任何治疗对肾脏的修复都很慢。特别是严重的肾脏损害者，有效的治疗措施太少，希望在中医药的治疗上有新的发现，我将会与同道在这方面进行研究，下大力气研究这个难题，希望对治疗提供帮助。从临床资料来看，在治疗中自始至终加入补肾的药物，不但可以提高疗效，而且可以使受伤的肾脏得到保护，同时部分病人的肾脏还可以向好的方面转变。我们始终坚持用六味地黄丸合二至丸治疗，收到了不错的疗效，还在进一步的探索中。

其四，对皮肌炎的治疗，在缓解病情及肌损害方面疗效较好。当并发肺纤维化时治疗相当困难，用养阴润肺、补肾纳气、软坚散结药物治疗可以缓解病情，但是难以康复；如果并发肿瘤后，治疗的难度相当大，预后很差。我思考，一开始治疗皮肌炎就加入有护肺功能的方剂，如生脉散。我们已经从部分病人身上得到了一点体会，将继续研究，使更多病人的肺纤维化推迟发生，希望与同道一起努力而有所突破。当硬皮病发展到晚期时，全身组织、脏腑都会发生硬化，任何治疗的效果都很不理想，要使全身硬化的皮损、脏腑软化，其治疗是十分困难的、难以奏效的，至今没有找到突破点。硬皮病的抗硬化治疗，中药的活血化瘀、软坚散结药物有效，但是必须早用，晚期效果很差。用动物药比如小白花蛇、乌梢蛇等可缓解一些症状，再加上鹿角胶、阿胶、龟板胶内服，也有一定效果，但仍然不是很理想。

以上几个问题要想解决是有很大困难的。我们没有能力来解决，留待与同道及后来者共同努力来解决，能够解决多少还是一个未知数。临床工作中还有许多实实在在的难题摆在我们面前，我个人能力有限，认为困难大，只能从比较小的难题入手，应当先找到解决难题的突破口，我认为应该从《黄帝内经》强调阴阳平衡的基本理论入手。例如我们根据阴阳平衡理论，强调的"扶正祛邪，重建平衡"的观点，我在治疗许多疑难疾病时，都应用了这一思维方式，找到正气的薄弱环节，分析是如何受到邪气的侵犯，分析导致气血、阴阳、脏腑发生病变的真正原因，是气血、阴阳、脏腑哪方面失去了平衡才导致了疾病的发生。找到了发生疾病的关键所在，然后我们拟订针对病因和症状的治疗方案，也就是既治本，又同时治标，双管齐下，可以收到事半功倍的效果。比如：我在治疗四弯风时，禀赋不耐是发病的核心因素，分析四弯风发生的原因与先天因素有关，多因遇后天的因素诱发而成。所以针对先天我用了治疗脾肾的药物，照顾了先后天；同时又用了治疗湿热内蕴的药物，也照顾了邪气。我常常用四君子汤和简化消风散加减治疗，外用新鲜马齿苋洗干净，消毒后榨汁，消毒患处后涂抹之，一日 2～3 次，安全而且疗效不错。同时用初榨食用橄榄油涂抹患处保护皮肤，有帮助修复的效果。如果有感染应当先处理感染，再处理湿疹。同时告诉病人，必须注意近期不能洗澡，不能晒太阳，不能食用光敏感食物，不能食用海鲜等发物，不能食用过敏食物等。只有这样，才能获得好的临床疗效！尽管如此，临床上也有一些病人的疗效仍然不满意。分析原因是不少病人在注意事项方面是没有按照我们的要求去做的，或者治疗欠妥当，才会出现病情反复或疗效不满意的情况。

　　总之，我的体会是"熟读经典有新悟，扎根临床不放松"。我还是那句老话：多读书、多实践、多询问、多思考、多总结。虚心向书本和同行学习、向病人学习，只要能够坚持不懈地做下去，功到自然成！要知道，当医师一生的学习是没有止境的，一定要活到老学到老，这样才能不落后！

　　我们的重要任务是将中医药的经验传承下去，使中医药事业代代相传。我们必须注意，要学生知道一个原则：传承不泥古，发扬不离宗！

艾儒棣

丙申年立秋节于芙蓉城西浣花溪畔耕读斋